精编护理学
基础与临床

王小萍 著

吉林科学技术出版社

图书在版编目（CIP）数据

精编护理学基础与临床 / 王小萍著. -- 长春：吉林科学技术出版社, 2018.4（2024.8重印）
ISBN 978-7-5578-3847-8

Ⅰ.①精… Ⅱ.①王… Ⅲ.①护理学 Ⅳ.①R47

中国版本图书馆CIP数据核字(2018)第075533号

精编护理学基础与临床

出 版 人　李　梁
责任编辑　孟　波　孙　默
装帧设计　李　梅
开　　本　787mm×1092mm　1/32
字　　数　166千字
印　　张　5.625
印　　数　1-3000册
版　　次　2019年5月第1版
印　　次　2024年8月第3次印刷

出　　版　吉林出版集团
　　　　　吉林科学技术出版社
发　　行　吉林科学技术出版社
地　　址　长春市人民大街4646号
邮　　编　130021
发行部电话/传真　0431-85635177　85651759　85651628
　　　　　　　　　　85677817　85600611　85670016
储运部电话　0431-84612872
编辑部电话　0431-85635186
网　　址　www.jlstp.net
印　　刷　三河市天润建兴印务有限公司

书　　号　ISBN 978-7-5578-3847-8
定　　价　42.00元

前　　言

　　随着医疗技术的飞速发展和优质护理服务的深入开展，人们对护理人员的专业能力及服务质量的要求也随之越来越高。护理人员在协助临床诊疗、救治生命、促进康复、减轻疼痛及增进医患和谐方面起着重要的作用。在临床工作中需要护理人员具有扎实的专业知识、敏锐的发现问题、处理问题、解决问题的能力和丰富的临床经验。

　　本书从临床护理的实际出发，对临床常见疾病的护理进行讲述。着重阐述了骨科护理及康复护理。在反映了骨科临床护理工作中的新理念、新知识的基础上，又紧贴护理临床实践，注重系统性、实践性和创新性的有机结合，是一本具有创新性、科学性、实用性的护理专著。

　　由于本书编者编写水平有限，加之编写时间仓促，书中若存在疏漏之处，恳请广大读者批评指正。

目　　录

第一章　基础护理

第一节　生命体征评估

一、体温、脉搏、呼吸、血压的测量

【评估】

了解病人体温、脉搏、呼吸、血压变化以评估病人的健康状况,为临床作出诊断、治疗和制定护理措施提供依据。

(一)体温评估

1.体温过高　在一昼夜体温波动在正常平均值1℃以上。

2.体温过低　体温低于正常值。

(二)脉搏评估

1.脉率异常的评估

(1)心动过速:成人脉率每分钟超过100次。

(2)心动过缓:成人脉率每分钟少于60次。

2.节律异常的评估

(1)间歇脉:在一系列正常规则的脉搏中,出现一次提前而较弱的脉搏,其后有一较正常延长的间隙。

(2)脉搏短促:在单位时间内脉率少于心率。

(3)强弱异常:①洪脉(脉搏强大有力);②细脉(脉搏细弱无力,扪

之如细丝)。

(4)动脉壁异常:动脉壁变硬,失去弹性,诊脉时如按在琴弦上。

(三)呼吸评估

1.呼吸频率异常

(1)呼吸增快:成人呼吸每分钟超过 24 次。

(2)呼吸减慢:成人呼吸每分钟少于 10 次。

2.呼吸节律异常   主要见于:

(1)潮式呼吸:是一种呼吸浅慢逐渐变为深快,然后再由深快转为浅慢,再经一段呼吸暂停(5～20 秒)后,又开始重复以上的周期性变化,其形态如潮水起伏。

(2)间断呼吸:表现为有规律的呼吸几次后,突然停止呼吸,间隔一个短时间后又开始呼吸,如此反复交替。

3.呼吸深度异常

(1)深度呼吸:是一种深而规则的呼吸。

(2)浅快呼吸:是一种浅表而不规则的呼吸。

4.呼吸声音异常   主要是蝉鸣样呼吸,表现为吸气时产生一种很高的似蝉鸣样音响。

5.呼吸困难   是指呼吸频率、节律和深浅度异常。

通常可见到的有:

(1)吸气性呼吸困难:吸气显著困难,吸气时间延长,有明显三凹征。

(2)呼气性呼吸困难:呼气费力,呼气时间延长。

(3)混合性呼吸困难:吸气、呼气均感费力,呼吸频率增加。

(四)血压的评估

血压的评估涉及血压的具体值的改变。

1.高血压   收缩压＞21.3kPa(160mmHg)和舒张压＞12.7kPa(95mmHg)。

2.临界高血压   血压值介于正常血压与高血压之间,即收缩压高于 18.6kPa(140mmHg)而低于 21.3kPa(160mmHg)或舒张压高于 12kPa(90mmHg)而低于 12.7kPa(95mmHg)。

3.低血压　血压低于 10.7/6.67kPa(80/50mmHg)。

4.脉压的变化　主要有：

(1)脉压增大：常见于主动脉硬化,主动脉瓣关闭不全,甲状腺功能亢进。

(2)脉压减少：常见于心包积液,缩窄性心包炎,末梢循环衰竭。

【计划(用物准备)】

有秒表的表；记录本；笔；干棉球或卫生纸；酒精棉球；弯盘；体温表；血压计；听诊器；石蜡油。

【实施步骤】

见表 1-1。

步骤	要点与说明
准备　1.洗手	
2.备齐用物于治疗盘或治疗车上,带至病人单位	
操作　测量体温：	
1.对床号、姓名,向病人解释测温的目的和步骤	识别病人,并取得合作 如病人有抽烟、进食、喝冷热饮料、运动等,应于 30 分钟后再测,以免测量不准确
2.协助病人采用舒适姿势	
3.体温表使用前的处理	
(1)将体温表的水银柱甩至 35℃ 以下	
(2)取一酒精棉球由水银端向干端螺旋擦拭	待酒精挥发后,再测量

步骤	要点与说明
4.量腋温	
(1)将体温表置于病人腋下,并请病人夹紧,勿任意移动	腋下若有出汗者,先予擦干,保持干燥
(2)十分钟后将腋下体温表取出	防体温表摔破或不准确
5.量完体温后	
(1)转动体温表,看水银柱的度数并将结果告知病人或家属	
(2)将水银柱甩至 35℃ 以下	
(3)取酒精棉球由干端向水银端螺旋擦拭,将污棉球弃于弯盘	
(4)将体温表归放原处	
6.将结果记录于体温本上	
测量脉搏:	
1.助病人坐或卧,手臂轻松放在床上或桌面	运动后,需休息 15～30 分钟
2.以食指、中指、无名指指端轻按桡动脉	不可用拇指诊脉,易与病人的脉搏相混淆 为偏瘫病人测脉,应选择健侧肢体 若不宜测桡动脉,可改测颞动脉、股动脉等,或用听诊器测量心率
3.测脉搏 30 秒,再乘以 2	若脉搏跳动不规则,则应测 1 分钟
4.记录结果于体温本上	
测量呼吸:	

步骤	要点与说明
	在量完脉搏后,手指仍触按在病人的桡动脉上,作诊脉手势,继续测量病人呼吸
	运动后,需休息 15～30 分钟。
观察病人胸部或腹部的一起一伏为一次呼吸,测量 30 秒再乘以 2	注意病人呼吸的深浅、形态及有无声音、特殊气味等
	在测量呼吸时尽量不让病人觉察,以免失去准确性
准备 测量血压	
1.备齐用物带到病人单位	若有运动、抽烟、情绪激动等应休息 30 分钟后再测量
2.对床号、姓名,向病人解释目的和步骤	
操作 1.协助病人采取坐位或仰卧,手臂平放于桌和或床上	
2.卷一边衣袖至上臂	必要时脱衣袖以免袖口太紧而影响血流
3.将血压计置于手臂旁,打开盒盖垂直放妥	
4.将血压计水银开关打开,注意水银归零并与心脏在同一水平线	
5.将压脉带平整包缠在上臂	袖带下缘应距肘窝 2～3cm,松紧以放一指为宜
6.调整自己的姿势,使视线与血压计的刻度平行	

步骤	要点与说明
7.戴上听诊器,将其膜面置于病人肱动脉上,并稍加固定	听诊器膜面不可塞在袖带下
8.一手关紧气球活塞,将空气打入压脉带内至肱动脉音消失后,再升高2.5～4.0kPa(20～30mmHg)后停止	
9.双眼平视血压计上水银柱的度数,缓慢放开气球活塞,同时仔细听诊,听到清晰的第一音时,水银柱所指的刻度为收缩压	水银柱下降速度为每秒0.5kPa(4mmHg)
10.继续放气,即可听到更清晰、强大之声,当此声突然变弱或消失,此时水银柱所指的刻度为舒张压	
11.必要时需隔2分钟后可重复5～10步骤	证实无误
12.测量后,取下压脉带,排尽袖带内余气,关闭气门	
13.将病人衣袖放下,整平	
整理　1.关闭水银槽开关,排尽袖带内余气,整理放入盒内	避免水银柱受损,水银溢出
2.将用物归还原处,并洗手	
记录　记录血压值	

【评价】

(一)体温的评价

1.体温表的准确性鉴定　定期检查及校对体温表,确保准确性。方法是:将所有体温计的汞柱甩至35℃以下,同时放入40℃以下的温水中,3分钟后取出检视。如读数相差0.21以上或汞柱有裂隙的体温计,则不能再使用。

2.测得体温的可靠性　刚进食或面颊部热敷后,应间隔 30 分钟后方可测量;坐浴或灌肠者需待 30 分钟后才可测直肠温度。口温应将口表水银端放于舌下热窝(舌下热窝在舌系带两侧)处,闭嘴 3 分钟后取出检视读数;肛温应将肛表水银端轻插入肛门 3～4cm,3 分钟后取出检视读数。

3.发现体温与病情不相符合　应在旁监测,必要时作肛温与口温对照复查。腋温就应将温度计汞端放于腋窝深处并紧贴皮肤,病人屈臂过胸夹紧体温计,10 分钟后取出检视读数。

(二)脉搏评价

1.测量脉搏的可靠性　诊脉前病人须保持安静,如剧烈活动后应休息 20 分钟后再测;不可用拇指诊脉。

2.正确选择测量肢体　为偏瘫病人测脉,应选择健侧肢体。

(三)呼吸评价

测得呼吸的可靠性,测呼吸时仍保持诊脉手势,以分散病人的注意力;成人与儿童计数 30 秒,所得值乘以 2。

(四)血压评价

血压测量的准确性受诸多因素影响,为了获得准确的测量结果,在测量过程的各个环节中应注意评价:

1.血压计的准确性　定期检查及校对血压计,确保其准确性。方法是:关闭压力活门,充气。如水银柱不能上升至顶部,表示水银量不足或漏气,则血压计不能再使用。

2.测得血压的可靠性　密切观察血压者应做到四定:定时间、定部位、定体位、定血压计。有助于测定血压的准确性和对照的可比性。

3.正确选择测量肢体　上肢偏瘫者,应选择健侧手臂或下肢测量。一侧肢体正在输液或施行过手术,应选择对侧肢体测量。避免因血液循环障碍影响血压测量值。

4.血压听不清或异常　应重测。重测时,待水银柱降至"0"点,稍等片刻后再测量。必要时,作双侧对照。

5.保持血压测量的正确性　防止产生误差,引起血压测量误差的原因有:

(1)设备方面:袖带宽度太窄,可产生血压值假性偏高。而袖带宽度太宽,听诊器太小、太大,管道过长,水银量不足,可引起数值偏低。血压计未定期校对,可使读数偏高或偏低。

(2)病人方面:手臂位置低于心脏、吸烟、进食、膀胱充盈等可使数值偏高,手臂位置高于心脏水平,测得血压值偏低;手臂位置低于心脏水平,测得血压值偏高。

【体温单的填写方法】

(一)评估

评估病人的体温、脉搏、呼吸、血压等生命体征及其他情况。如出入院、手术、分娩、转科、死亡时间、大小便、出入量、体重等。

(二)计划(用物准备)

红、蓝钢笔;红、蓝铅笔;体温单(三测单)。

(三)填写方法

体温单用于记录病人体温、脉搏、呼吸曲线及其他情况,如出入院、手术、分娩、转科或死亡时间、大便、小便、出入量、血压、体重等。住院期间排列在病历最前面。

1.眉栏各项　(姓名、科别、病室、床号、住院号)及日期、住院日数、手术(分娩)后日数用蓝钢笔写。

2.填写"日期"栏时　每页第一日应填写年、月、日,其余六天只写日。如在六天中遇到新的年度或月份开始,则应填年、月、日或月、日。

3."住院日数"　从入院后第一天开始写,直至出院。

4.填写"手术(分娩)后日数"时　以手术(分娩)次日为第一日,依次填写至十四天为止。若在十四天内行第二次手术,则将第一次手术日数作为分母,第二次手术日数作为分子填写。

5.入院、转入、手术、分娩、出院、死亡时间　用红钢笔纵行在40~

42℃间相应的时间格内填写,注意时间应使用 24 小时时间制转入时间由转入病房填写,如"转入于二十点三十分"。

6.呼吸曲线以下各栏 (包括页码)用蓝钢笔记录,以阿拉伯字计数,可免记计量单位。

(1)大便次数:每 24 小时记一次,记前一日的大便次数,如未解大便记"0"。大便失禁以"※"表示。灌肠符号以"E"表示,1/E 表示灌肠后大便一次,0/E 表示灌肠后无大便排出;11/E 表示自行排便一次,灌肠后又排便一次。

(2)尿量:记前一日的总量。

(3)出入量:记前一日的出、入总量,分子为出量、分母为入量。

(4)体重:以公斤计算填入。一般新入院的病人记录体重,住院病人每周应记录体重一次。

(5)血压:以 kPa 计算填入。新入院的病人记录,住院病人每周至少应有一次血压记录。一日内连续测量血压,则上午写在前半格内,下午写在后半格内,术前血压写在前面,术后血压写在后面。

(6)"其他"栏作为机动,根据病情需要填写,如特别用药、腹围等。

7.体温曲线的绘制

(1)体温符号:口温为蓝"·",腋温为蓝"×",肛温为蓝"O"。

(2)每小格为 0.1℃,按实际测量度数用蓝笔绘制于体温单的 35～40℃之间,相邻的温度用蓝线相连,同在一平行线上可不连接。

(3)如体温不升,则于 35℃线处用蓝笔划一蓝",",并在蓝点处向下划箭头"↓",长度不超过两小格,并与相邻温度相连。

(4)物理降温半小时后测量的体温以红"O"表示,划在物理降温前温度的同一纵格内,并用虚线与降温前的温度相连,下次测得的温度仍与降温前的体温相连。

(5)体温若与上次温度差异较大或与病情不符时,应重复测试,无误者在原体温符号上方用蓝笔写上一英文小写字母"v"(verified,核实)。

（6）需每两小时测体温时，应记录在 q2h 体温专用单上。

8.脉搏曲线的绘制

（1）以红"·"表示，每小格为 2 次/分，相邻脉搏以红线相连，在同一平行线上时可不连线。

（2）脉搏与体温重叠时，先划体温符号，再用红笔在外划"O"，表示为"⊙"。

（3）脉搏短绌时，心率以红"O"表示，相邻心率用红线相连，在脉搏与心率两曲线间用红笔划线填满。

9.呼吸曲线的绘制

（1）呼吸以蓝"·"表示，每小格为 1 次/分，相邻的呼吸用蓝线相连，在同一平行线上时可不连线。

（2）呼吸与脉搏重叠时，先划呼吸符号"·"，再用红笔在其外划红圈"○"，表示为"⊙"。

（3）呼吸每分钟少于 10 次时，在呼吸 10 次处写实际次数，并与相邻呼吸相连。

（四）评价

1.体温单的记录　是否及时、准确、整齐、清洁。

2.绘制的图表　是否点圆线直，点线分明。

二、意识状态的评估

【评估】

评估病人的意识状态、生命功能、瞳孔变化及局部神经病征，为治疗提供依据。

【计划（环境及用物准备）】

1.安静环境。

2.葛氏昏迷量表记录单。

3.聚光小手电筒。

4.瞳孔尺。

5.血压计。

6.听诊器。

7.笔。

【实施步骤】

见表 1-2。

步骤	要点与说明
准备　1.洗手	
2.备齐用物至病人单位	
操作　1.G.C.S 量表测量共分三项：分数 3～15 分,各项分数记录如下	
2.最佳睁眼反应	测试病人眼睛睁开的反应
4 分：能自动睁眼张望四周	若双眼浮肿紧闭无法测量者以"C"表示
3 分：须叫唤病人才能睁眼	
2 分：给予疼痛刺激时,才能睁眼	可用笔刺激病人指甲床,用手指下压眼眶上角及胸骨突、耳后乳突。用手在乳头附近用力捏扭
1 分：完全无反应	对任何刺激,病人均不睁眼
3.最佳语言反应	若病人因气管插管或气管切开而无法言语者,以"T"表示
5 分：有定向力	能回答问话,正确说出人、时、地
4 分：能针对问题回答,但是偶尔会答错	
3 分：自言自语,答非所问,发出之言是单字或句子	
2 分：发出无法理解的声音	给予问话、呼唤病人时,病人只能发出声音,但无法理解其意义

步骤	要点与说明
1分:完全无反应	给予问话、病人毫无反应
4.最佳运动反应	以测试健肢为原则
6分:能遵指示行动	如告诉病人将右手举起或握紧你的手,能正确执行
5分:能针对疼痛的部位排除疼痛来源	如用双手拨开病人的眼睛时,病人能用手正确、成功地去除刺激
4分:对疼痛有反应,但无法排除疼痛来源	
3分:给予疼痛刺激后,有屈曲反应	上肢呈现肩内收、肘屈、腕内转,为去皮质、僵直姿势
2分:给予疼痛刺激后有伸张反应	上肢关节处内收、内旋、肘部伸直,为去大脑僵直姿势
1分:完全无反应	病人对刺激无任何反应。
5.测量瞳孔大小	一正常瞳孔直径约为 2.5~4mm
(1)在正常的光线下,使病人正视前方,使用瞳孔尺测量每一侧瞳孔的大小	中度昏迷病人或无法自行睁眼者,可用拇指及食指分开上、下眼睑
(2)观察两侧瞳孔大小是否对等、形状是否呈圆形或其他形状、边缘是否整齐	
(3)观察瞳孔位置是否在正中线或偏于眼侧	
6.观察瞳孔反应	
(1)用屏风或窗帘遮挡	使光线柔和
(2)站在病人前方	以测试健肢为原则

步骤	要点与说明
(3)以聚光小手电筒由眼外侧8寸处照向瞳孔 (4)观察一侧瞳孔对光的直接反射 (5)观察另一侧瞳孔对光的交感性光反射	由于神经呈交叉原因,故单侧瞳孔受光刺激,两侧瞳孔均会缩小,直接受光刺激的瞳孔称直接反射,另一侧瞳孔称交感性光反射
(6)用(3)～(5)的方法再测量另一只眼睛	每次测量不宜连续重复或持续照射
(7)结果记录如下: P(Prcmpt):反应良好 S(Shgglish):反应欠佳 C(Close):眼睛紧闭 —:对光无反应 7.肢体活动度(Limb Movement)的评估	
(1)上肢反应程度如下: 正常强度(有力) 轻微无力 严重无力 痉挛性屈曲 伸张 无反应	若左右肢反应有差异时,须注明R(右)及L(左)
(2)下肢反应程度如下: 正常强度(有力) 轻微无力 严重无力 伸张 无反应	

步骤	要点与说明
	8.测量病人的血压及 TPR
	9.整理病人单位
记录	将上述测量的各项结果记录于 G.C.S 评估单上,并填写好日期、时间及病人姓名
	G.C.S,最高分为"15"分,最低为"3"分。若"8～12"分时,病情变化较大,应密切观察,出现紧急情况时,护士应马上通知医师,并立即采取急救措施
整理	1.清理用物
	2.用物清洁消毒后备用
	3.洗手

第二节　活动

一、协助病人更换卧位

【评估】

1.评估病人的体重及肢体活动情况。

2.评估病人有无身体创伤、骨折固定、牵引等情况存在若病人身上带有各种导管,应将导管扶住一起翻身。翻身后应检查导管是否扭曲、受压。若伤口敷料已脱落或已被分泌物浸湿,应先换药后再翻身。若有骨折牵引的病人,在翻身时不可放松牵引。石膏固定或伤口较大的病人翻身后,应注意将该伤口放于适当位置,防止受压。

3.评估病人的皮肤情况翻身间隔的时间应视病情及局部皮肤受压情况而定,如皮肤有红肿或破损时,应及时变换体位或增加翻身次数,同时记录于翻身卡上。

4.评估病人的病情及治疗需求对一些特殊的病人,如牵引的病人,在变换体位时应遵照医嘱。如不能翻身时,只能将病人轻轻抬离床面,用手掌平坦地按摩背部,尤其是对长期卧床的病人,防止皮肤破损更为重要。

【**计　划**】

用物准备:枕头三个。

【**实施步骤**】

见表 1-3。

	实施步骤	要点与说明
准备	备齐用物,带至病人床旁	
操作	1.对床号、姓名,向病人解释目的	
	2.病人仰卧,两手放于腹部,两腿屈曲	
	3.将病人两下肢移向护士一侧床缘,再将病人肩部外移	
	4.护士一手扶病人肩部,另一手扶病人膝部,然后轻轻将病人推向对侧,使病人背向护士	防止病人跌落。应将病人身体稍抬起再行翻身
	5.将病人一手放于胸前,另一手放于枕旁,下腿稍伸直,上腿弯曲	
	6.在病人的背部、胸前及两腿之间各置一软枕	保持良好的体位,使病人感到舒适
	7.必要时拉起床旁栏杆	确保病人的安全
	8.整理床单位	
	9.洗手	

【**评　价**】

1.翻身侧卧后,病人是否舒适、安全。

2.皮肤受压情况是否得到改善。

3.有无关节畸形等并发症的发生。

二、协助病人移向床头法

【评估】

1.评估病人身体下移的情况及须向床头移动的距离。

2.评估病人躯体活动的情况,是否能协助完成上移。

3.病人有无石膏或夹板固定,如有则应注意保护患肢。

【实施步骤】

见表1-4。

步骤	要点与说明
操作 对床号、姓名,向病人解释目的及过程	
1.一人协助法	
(1)将床头摇平	
(2)将枕头横立于床头	避免撞伤病人
(3)病人仰卧屈膝,双手握住床头栏杆,双脚蹬床面	
(4)护士面向床头,用手稳住病人双脚,同时在臀部提供助力,使其上移	
(5)放回枕头,支起靠背架	
(6)整理床铺	
2.两人协助法	
(1)同上法(1)~(2)	
(2)助病人双膝弯曲,两足跟尽量靠近臀部	
(3)护士两人分别站在床的两侧,面向床头,双脚前后分开,双膝略弯	

步骤	要点与说明
(4)两护士交叉托住病人颈、肩部及臀部,两人同时行动协调地将病人抬起,移向床头;或两护士在同侧,一人托住病人颈、肩及腰部,另一人托住病人臀部及腘窝,同时抬起病人移向床头	两护士移动病人时,行动要一致
(5)放回枕头,整理床单位	病人的卧姿舒适
(6)回护士站,洗手	

【评价】

1.病人上移是否达到预定的高度。

2.病人是否感到舒适、安全。

三、病人运送法

【轮椅运送法】

(一)评估

1.评估病人的病情、躯体活动能力是否可使用轮椅运送法。

2.评估是否安全、舒适,能否运送不能行走的病人进行各种检查、治疗活动。

(二)计划(用物准备)

1.轮椅。

2.按季节备外衣或毛毯、别针。

3.护士在使用轮椅前,应仔细检查轮椅的车轮、椅座、椅背、脚踏板及刹车等各部位的性能,以保证安全、顺利地使用。

(三)实施步骤

见表 1-5。

步骤	要点与说明
准备　备齐用物,带至病人床前	检查轮椅是否完好
操作　1.帮助病人坐轮椅法	
(1)核对病人,向病人解释目的及过程	取得病人合作
(2)测量脉搏及呼吸	决定病人可否下床的依据
(3)询问病人是否需便盆或小便壶	
(4)在床尾处将轮椅背与床平齐,面向床头 翻起脚踏板	
(5)拉起车闸,以固定车轮	
(6)协助病人穿上外套及袜、鞋	观察病人是否有直立性低 血压,如头晕等不适反应
(7)护士面对病人站立,并让病人双手放于 护士肩上,护士两手放在病人腰部或腋下, 协助病人下床	
(8)护士帮助病人转身,使其坐入椅中	护士站立时两脚应前后分 开,背部平直,运用身体力 学确保稳定性
(9)放下脚踏板,将病人的脚置于舒适位置	
(10)视需要以浴巾或被单覆盖病人	
2.帮助病人下轮椅法	
(1)将轮椅推至床尾	
(2)固定轮椅,翻起脚踏板	
(3)取下浴巾或被单,脱下外套及鞋、袜	
(4)护士面对病人双脚分开站立	
(5)让病人两手放在护士两肩上,护士的两 手扶住病人腋下,协助其站起	

步骤	要点与说明
（6）护士帮助病人转身,使其坐在床缘	
（7）护士站于床头,双脚朝向床尾,一前一后 分开,然后一手置于病人颈后,一手置于病人 膝下,协助病人卧于床中,卧位舒适,盖好被子	
（8）测量病人的脉搏、呼吸	
整理　料理用物,洗手	
记录　记录病人的特殊不适情况	

（四）评价

1.搬运是否安全、顺利,病人有无病情改变。2.病人坐于轮椅上是否舒适,有无疲劳、不适。

【平车运送法】

（一）评估

1.评估病人的体重及病情后确定由几人进行搬运。

2.评估能否安全、舒适地运送不能起床的病人作各种特殊检查、治疗或转运病室。

（二）计划

1.平车(上置被单和橡胶单包好的垫子和枕头)。

2.带套毛毯或棉被。

3.如骨折病人应有木板垫在车上,并将骨折部分固定稳妥。

（三）实施步骤

见表1-6。

步骤	要点与说明
准备　备齐用物,带至病人床前	
操作　1.挪动法	适用于病情许可且能在床 上配合者

步骤	要点与说明
(1)核对病人,向病人解释目的和过程	
(2)将平车紧靠床边,固定轮子	平车宜与病床同高
(3)将带套的毛毯或棉被平铺于平车上	
(4)将平车与床平行放置,护士在旁抵住平车	
(5)帮助病人以上身、臀部、下肢的顺序向平车挪动,使其躺好	
(6)用盖被包裹病人,露出头部,上层边缘向内折叠,使之整齐	
(7)病人由平车返回病床时,先助其移动下肢,再移动上半身,使其躺好,卧位舒适	
2.单人搬运法	适用于儿科或体重较轻的病人
(1)将平车推至床尾,使平车头端和床尾呈钝角	
(2)核对病人,向病人解释目的和过程	取得病人合作
(3)松开盖被,协助病人穿衣	
(4)护士一臂自病人腋下伸至肩部外侧,另一臂伸入病人大腿下	
(5)病人双臂交叉依附于护士颈后	
(6)护士托起病人移步转身,将其轻放于平车上,盖好被子	
3.两人搬运法	适用于不能自行活动或体重较重者
(1)在病人身体下方、头至大腿间铺一条大单	

步骤	要点与说明
(2)将平车与病床平行放置,固定轮子	推车宜与病床同高
(3)两护士应面对面、双脚前后分开立在病床与推车两侧	
(4)将病人身下大单卷至病人身侧	
(5)两护士各拉紧该侧大单两头,将病人略抬高,移向推车,或由推车移向病床。	
4.三人搬运法	适用于不能自行活动或体重较重者
(1)将平车推至床尾,使平车头端与床尾呈钝角,固定轮子	
(2)核对病人,向病人解释目的和过程	取得病人合作
(3)三个护士均站在推车与病床相交的病床侧	
(4)将病人双手置于胸前	避免于搬运时碰伤
(5)护士站在床头托住病人头、肩胛部	
(6)站在中间的护士托住病人背、臀部	
(7)站在床尾的护士托住病人腘窝、腿部	
(8)由一人发令,合力抬起病人,使其身体稍稍向护士倾斜,然后齐步移向平车,将病人轻放于平车上,盖好被子	
(9)由推车返回病床时,则反向移动	
(10)帮助病人采取舒适卧位,如放置枕头并予保暖及拉起床栏	
4.四人搬运法	适用于病情危重或颈腰椎骨折的病人

步骤	要点与说明
(1)在病人身体下方、头至大腿间铺一条中单	
(2)将平车与病床平行放置	
(3)甲护士站立在床头,乙护士站立在床尾,丙护士站立在病床一侧,丁护士站立在平车一侧	
(4)甲护士用双手扶托病人头颈部,乙护士扶托病人双脚,丙、丁护士各拉紧中单的边缘	
(5)由一人发令,合力抬起病人,轻放于平车上,盖好被子	
(6)由推车返回病床时,则反向移动	
(7)帮助病人采取舒适卧位	
(8)整理用物	
(9)回护士站,洗手	

(四)评价

1.搬运是否轻、稳、准确,病人是否安全、舒适。

2.对于烦躁不安或神志不清的病人,应有护士在旁守护,以防意外。

3.搬运过程中有无病情变化,是否造成损伤等并发症。

四、病人的身体活动

【复健运动】

(一)评估

1.确定病人是否有直立性低血压及并发症。

2.确定病人有无脊柱损伤,若有,坐立时应先穿背架支托。

3.确定病人有无心脏病、高血压,若有,活动前应测血压,调整活动方式及活动量。

(二)计划

1.向病人解释复健运动的目的及方法,并与病人讨论如何协助完成。

2.将被子折向床尾,帮助病人穿上宽松的衣服,以便活动。

(三)实施步骤

见表 1-7。

步骤	要点与说明
准备 将用物带至病人床前	
1.对床号、姓名	注意病人是否有直立性低血压
操作	若有脊柱损伤的病人,坐立时应先穿背架支托
2.向病人解释早期作复健运动的重要性	
3.安置好病人,必要时以屏风遮挡	
4.根据康复的需要给予不同的复健运动项目	作复健运动时,护士应站在病人患侧,以保护病人的安全密切观察病人的呼吸、脉搏及心跳
(1)坐姿平衡训练:	
1)静态的:一直协助到病人能独立静坐	
2)动态的:如坐着拍手、丢接物品或向左、右方位取物	
(2)站姿训练:	
1)静态的:由须完全扶助至靠健侧扶持到独自站立,能承受前、后、左、右的推力	

步骤	要点与说明
2)动态的:可单脚站立或原地踏步或站着接丢沙包,向上、下、左、右取物	
(3)行走训练:利用拐杖训练上下楼梯、斜坡及使用助行器矫正步态等	
(4)手功能训练:	
1)堆积木,推沙袋,拉锯子,图形拼凑等	
2)手、眼的协调训练	
(5)呼吸运动训练:深呼吸运动、扩胸运动及咳嗽	
(6)日常生活训练:包括病人自行穿脱衣服,移位,盥洗、吃饭、简单的家务事等	当病人清除直立性低血压时,即可开始生活自理及力所能及的家务活动
(7)翻身运动:	避免推、拉、拖的动作,以防擦破皮肤
1)一般2小时翻身一次,必要时1小时翻身一次避免局部组织长期受压而产生褥疮 2)协助病人翻身时,应将病人身体抬起,再挪动位置	
3)有条件时可使用帮助病人翻身的电动转床	
(8)肌力训练:	若病人为一侧偏瘫或半身瘫痪时,训练健侧或上肢肌力,以防肌肉萎缩;心肺功能差的病人不能作等长运动,以免增加心负荷量

步骤	要点与说明
1)等长运动:维持关节不动,收缩或紧缩肌肉至最大程度,数秒后放松肌肉,深呼吸;此运动由病人自己实施,例如单手或双手抵住墙壁施力、举重等 2)主动运动:病人自行运动,不予任何协助,如关节在无协助下完成各种活动 3)阻力运动:让病人抵抗人力或机械力的一种主动运动,如护士以手稍加阻力或给沙袋、哑铃等	
整理	回护士站,洗手
记录	记录

（四）评价

1.评价病人对活动的反应及耐受性。

2.记录每日操作的次数。

【关节被动运动】

（一）评估

1.确定肌力程度　一般分为 6 级。

2.确定关节功能状况　可通过主动性关节活动范围（ROM）和被动性关节活动范围确定。卧床病人则需护理人员来协助完成。

（二）计划

1.向病人解释运动的目的及方法,并与病人讨论如何协助完成。

2.将床调节至合适的高度,固定住床尾的轮子。

3.将被子折向床尾,帮助病人穿上宽松的衣服,以便活动。

（三）实施步骤

见表 1-8。

	步骤	要点与说明
准备	将用物带至病人床前	
操作	对床号、姓名，并向病人问好，向病人解释运动的目的及步骤将盖被扇形折叠于床尾，用浴巾盖在病人身上，将病人双脚放在盖被上	消除病人的顾虑并取得合作 平躺以便于运动
	换上小枕头	便于肩颈部关节运动
	开始运动	
	1.肩关节运动	
	（1）屈曲和伸展：	
	1）护士站在患侧，一手托住病人患臂、腕关节，另一手轻握固定肘关节	应避免紧握，以防病人不适及影响血液循环
	2）将患肢伸直举起，向头部方向移动，小心观察病人的反应，尽量做到最大活动度，若床头空间较小，可将肘部弯曲进行	为肩膀的屈曲动作，不宜超过180°，手臂亦可平贴在床上
	3）慢慢恢复到原来的位置	为肩关节的伸展动作
	4）重复 5 次，每天实施 3 遍	
	（2）外展与内收：	
	1）护士一手握住患侧肘关节，一手托住腕关节	
	2）将患肢向侧方水平伸直	为肩关节外展运动，最大限度为 135°
	3）慢慢将患肢放回身边，并横过胸部直到对侧最大限度	为肩关节内收运动

步骤	要点与说明
4)重复 5 次,每天实施 3 遍	
(3)内外旋转:	
1)护士一手握住患侧肘关节,一手托起手腕,使上臂与前臂成 90°弯曲后,掌心向下平放于床上。	
2)护士一手固定患侧上臂,一手将前臂向上提作 180°向外转动,如打开或折叠弧形扇子似地由内向外旋转	以手肘为旋转点,所以肘勿离开床垫,且患肢手掌心朝前为肩关节外旋转运动为内旋转运动
3)恢复至准备动作	
4)重复 5 次,每次实施 3 遍	
2.腕关节运动	
(1)伸屈动作:	
1)护士一手握患肢手指,一手握前臂离腕关节约 1cm 处	
2)近腕关节的手支持患肢,而握手指的手将患肢的手向手掌方向弯曲	为腕关节伸展及过度伸展动作
3)再将病人的手向手掌方向弯曲	为腕关节屈曲动作
4)重复 5 次,每次实施 3 遍	
(2)外展与内收:	
1)护士将病人手臂自肘处弯曲成直角,上臂紧贴于床垫上	预备动作
2)一手握病人手指,另一手握前臂离腕关节 1cm 处	准备姿势
3)将病人手腕偏尺骨侧屈	为内收动作
4)将病人手腕偏桡骨侧屈	为外展动作

步骤	要点与说明
5)重复 5 次,每次实施 3 遍	
3.手指运动	
(1)手指伸屈运动:	
1)护士将病人手臂自肘处弯曲成直角,上臂紧贴于床垫上	准备姿势
2)护士一手握病人腕关节,另一手握拇指以外的手指	
3)弯曲各指使呈握拳状,再放开	手指伸屈动作
4)重复 5 次,每次实施 3 遍	
(2)拇指伸屈及环形转动:	
1)护士一手握病人拇指,一手握其他四指	
2)将拇指向外移,使其离开其他四指	拇指的伸直外展
3)将拇指向手掌心内弯曲	拇指的屈曲
4)将拇指向其他四指靠拢	拇指的内收
5)拇指作圆圈转动	拇指环形转动
6)重复 5 次,每次实施 3 遍	
4.髋关节运动	
(1)伸屈动作及膝屈曲动作:	准备动作
1)护士一手握病人患肢膝关节上约 2cm 处,另一手托住脚后跟	
2)慢慢抬高腿部,将膝关节弯曲向头部方向移动	为髋关节屈曲及膝关节屈曲动作
3)恢复到原位,腿伸直	为髋关节伸展动作
4)重复 5 次,每次实施 3 遍	
(2)内收、外展动作:	

步骤	要点与说明
1)护士双手置于病人膝下及脚跟下,把腿伸直并抬高离床垫约 5cm	准备动作
2)将患肢按水平方向向外移	为髋关节外展动作
3)恢复到原位	为髋关节内收动作
4)重复 5 次,每次实施 3 遍	
(3)内、外旋转动作:	
1)护士一手握住病人患肢大腿,另一手握住小腿	准备动作
2)将患肢向身体内侧转	为髋关节内旋动作
3)恢复至原位后继续向外转	为髋关节外旋动作
4)重复 5 次,每次实施 3 遍 5.踝关节运动	
(1)伸屈动作:	
1)护士一手握病人脚后跟,另一手置于脚掌	准备动作
2)拍打病人脚底向足背方向运动,使脚踝成 90°角	
3)放松,恢复到原位,并将足背压向脚底方向	为踝关节的伸展动作
4)重复 5 次,每次实施 3 遍	
(2)外翻内翻动作:	
1)护士一手握住病人脚踝,另一手握住脚掌	准备动作
2)转动脚部使脚掌朝外	为踝关节外翻动作
3)转动脚部使脚掌朝内	为踝关节内翻动作

步骤	要点与说明
4)重复 5 次,每次实施 3 遍	
6.趾部运动	
(1)屈伸动作:	
1)护士一手握住病人患肢脚趾,另一手 按住脚板	准备动作
2)将脚趾朝向脚底弯曲	为趾关节弯曲动作
3)恢复至原位后将脚趾伸直,并尽可能 朝胫骨方向伸展 为趾关节伸展动作	
4)重复 5 次,每次实施 3 遍	
(2)外展、内收动作:	
1)护士双手握住病人患肢脚趾	准备动作
2)使各趾尽量分离至最大限度	为脚趾外展动作
3)使各趾尽量靠拢	为脚趾内收动作
4)重复 5 次,每次实施 3 遍	
注意点 1.健侧可由病人自行练习也可由病人健 肢协助患肢完成上述各动作 2.在不引起疼痛情况下,应将上述各动 作做到位 3.动作要缓慢柔和	
整理　整理病床单位,换上枕头,取下浴巾料 　　　理用物,洗手	
记录　记录	

(四)评价

每次进行 ROM 后,均应对其进行评价。

1.评价病人对活动的反应及耐受力。

2.记录每日操作的次数。

3.评价有无关节僵硬、疼痛、痉挛及其他不良反应发生。

4.定期总结,确立下一步 ROM 的计划。

第三节 营养

一、喂食法

【评估】

1.确定病人对饮食有无特殊嗜好,如北方人喜吃面食,南方人喜吃大米。

2.遵医嘱根据病情确定饮食种类。

3.确定摄食量:一次量过多,可引起饱胀不适,量过少,病人可有饥饿感。

【计划(用物准备)】

1.食物一份。

2.食具:碗,筷子,汤匙,吸管。

3.餐巾(请病人自备毛巾或以卫生纸代替)。

4.床上桌(视需要而备)。

【评价】

1.病人进食环境是否优美、整洁、舒适。

2.病人进食的体位是否舒适。

3.是否根据病人的饮食习惯和遵医嘱给予饮食的种类。

4.病人对进食是否满意。

二、鼻饲法

【评估】

1.确定有无义齿,如有应取下。

2.判断鼻孔是否通畅。

3.检查鼻饲管有无破损,出孔有无堵塞,前端是否过钝或过尖。

4.确定插管的长度并做好标记(发际到胸骨剑突)。

5.嘱病人在插管过程中如有不适,可举手示意。

【计划(用物准备)】

鼻饲包(内含治疗巾、胃管、镊子、压舌板、50ml 注射器、治疗碗、纱布),弯盘,鼻饲饮食,温开水及杯子,听诊器,别针,橡皮圈,棉签,胶布,石蜡油,面巾纸。

【评价】

1.插管是否安全、顺利,有无造成病人的不适或损伤。

2.是否确保胃管在胃内,有无脱出。

3.所喂的饮食是否清洁、营养、温度适宜。

4.拔管后病人有无不适反应。

三、胃造瘘管饮食法

【评估】

1.确定造瘘管是否通畅。

2.检查胃内容物,若大于前次灌食量 1/2 时,应延迟 1 小时再灌入流质。

3.嘱病人在灌食过程中如有不适应告之,如腹胀、恶心或腹部绞痛时,立即停止灌食。

【计划（用物准备）】

治疗盘内:治疗巾及卫生纸,流质饮食,温开水,50ml 灌食空针,橡皮筋。

【评价】

1.瘘管是否通畅,有无造成病人的不适及损伤。

2.每次注食前是否检查胃内容物的量。若大于前一次注入量的 1/2,应延迟 1 小时注食。

3.所喂的饮食是否清洁、温度适宜。

4.是否保持瘘口及周围皮肤清洁,防止感染。

四、空肠造瘘灌食法

【评估】

1.确定病人术后有无肠蠕动,有肠蠕动后方可进行灌食。

2.检视造瘘管是否在肠道内。

3.嘱病人在灌食过程中有不适应告之,如疼痛、腹胀、恶心、呕吐等,应将流速调慢或停止。

【计划（用物准备）】

输液架,屏风,塞子,弯盘,治疗巾,清洁纱布,胶布,杯子内盛温开水 100ml,流质食物,灌食袋及 50ml 灌食空针,冰块。

【评价】

1.瘘管是否通畅,有无造成病人的不适及损伤。

2.灌食过程中,病人有无肠蠕动增加及食物从造瘘口渗出等现象。

3.所喂的饮食是否清洁、温度适宜。

4.是否保持瘘口及周围皮肤清洁,防止感染。

五、非经胃肠道高营养疗法

【评估】

1.检视病人有无中央静脉导管,若无,应协助医生进行中心静脉导管插入术。

2.确定营养液及输液管有无污染,若有污染则随时更换。

3.确定营养供给量是否正确适当。

4.嘱病人在输液过程如有不适应告之,如心悸、恶心、头痛、发热、肩痛、插管处烧灼感等。

【计划(用物准备)】

75%酒精,2%碘酊,胶布,无菌棉签,遵医嘱准备 TPN 溶液、无菌静脉输液器、输液架。

【评价】

1.中心静脉插管后有无并发症,如气胸、动脉损伤、感染等。

2.营养液是否新鲜无污染。

3.输液量是否不超过每小时 200ml。

4.是否对长期 TPN 治疗者进行监测,如测体重、尿糖、肝肾功能变化等。

5.检视有无中央静脉导管渗漏现象,如肩痛、插管处烧灼感、颈或脸部明显水肿。

第二章　骨科常用技术与护理

第一节　小夹板固定术与护理

一、小夹板的制作

小夹板局部固定是利用与肢体外形相适应的特制夹板固定治疗骨折。多数夹板固定治疗不包括相邻关节,仅少数邻近关节部位的骨折使用超关节固定。小夹板分为木夹板、铁丝夹板和石膏夹板。

1.木夹板　以柳木或杉树皮制成,不宜用三合板。其形状、大小、厚度因部位和要求而异。急用时也可就地取材,固定要求包括上下关节,目的是防止再损伤,且便于转运。固定上肢常取贴胸位,加用三角巾支托;上肢连同躯干固定于胸部;足踝部则用直角夹板;头颈部损伤必须严格固定,避免再损伤。躯干部常用多个夹板,呈"井"字形,包扎全身。

2.铁丝夹板　由铁丝编织制成梯形或"S"形,长度不够时可连接加长,手部可用单条铁丝绕成长圈状备用。夹板具可弯曲折转性,有适合于体形及各部位均可用的优点。使用时适当加以衬垫,防止压迫。

3.石膏夹板　由石膏卷折叠制成,大小、长度可根据需要选用。石膏绷带浸泡并压抹平整后应用。适合体型,应用简便。

二、小夹板固定术的应用原则

小夹板固定注意以下基本原则：

1.选择适当材料，以不刺激皮肤、轻便、易松解及易去除为准。

2.起到制动作用，以不压迫皮肤及不加重损伤为准。

3.固定位置因伤情、部位、地点等具体情况决定。不强求功能位，固定范围因所采用的治疗方法而异。如紧急固定，要求包括上下相邻两个关节。短夹板固定则仅局部固定。

4.有伤口者，伤口须行妥善包扎，夹板不宜直接接触伤口。

5.骨隆起处应加以保护，夹板内侧应以衬垫保护，以防压迫。

6.指端尽可能显露，便于观察末端血液循环情况。

三、小夹板固定患者的护理

小夹板固定患者的护理应注意以下几点：

1.在伤肢固定 1～3d 内应特别注意观察指（趾）端血运情况和感觉情况，并随时酌情调整捆扎布带的松紧度。

2.预防压疮。

3.注意有无神经受压症状，如有发现相关症状，及时处理。

4.在夹板固定治疗期间，鼓励患者活动未固定的部分，活动定时定量。

第二节　石膏绷带技术与护理

一、石膏在骨科领域的应用

由于石膏有吸水后再硬固及可塑的特性,因而常常用来作为骨科患肢体固定制动的辅助治疗工具。其使用范围、主要作用如下。

1.维持固定,保持肢体的特殊位置。

2.减轻或消除患部的负重,以保护患部。

3.作患部牵引的辅助措施。

4.用于损伤的治疗。适用于以下方面:

(1)骨折整复后的固定,尤其是某些小夹板难以固定部位的骨折。

(2)关节脱位复位后的固定。

(3)关节损伤的固定。

(4)肢体软组织严重损伤的固定。

(5)肢体烧伤后的固定。

(6)冻伤后肉芽生长不良时的固定。

(7)周围神经、血管、肌腱断裂或损伤,手术修复后的固定。

5.治疗炎症,有助于保护肢体、控制炎症发展。适用于以下方面:

(2)骨、关节急慢性炎症。

(2)肢体软组织急性炎症。

6.用于畸形预防矫正治疗。适用于以下方面:

(2)畸形的预防。

(2)畸形的治疗。

(3)矫正手术后的固定,包括血管、皮瓣移植术后的固定。

7.制作肢体的石膏模型。

二、石膏的特性

医用石膏系脱水硫酸钙（$2CaSO_4 \cdot H_2O$），为熟石膏，是南天然结晶石膏（$CaSO_4 \cdot 2H_2O$）加热脱水而成。当熟石膏遇到水分时，可重新结晶而硬化。利用此特性制作骨科患者所需要的石膏模型，以达到固定骨折、制动肢体的目的。

一般石膏粉从浸湿到固化定形需要 $10 \sim 20min$，质量好的石膏粉干得快，水中加入少量食盐或提高水温可使硬化固化时间缩短。在硬化过程中不应挪动，以免变形或折断。

石膏粉应储存在空气不流通的密闭容器内，存放地点既要远离高温，防止烘烤致使石膏粉过分脱水，影响其硬化的效果，也要防止在潮湿的环境中，石膏粉吸收水分受潮硬化而失效。

石膏的 X 线通透性较低。

三、石膏应用的禁忌证

石膏的应用禁忌证有以下方面：

1.患者全身情况差，如心、肺、肾功能不全或患有进行性腹水等。

2.患部伤口疑有厌氧菌感染。

3.孕妇禁忌做躯干部大型石膏固定，如石膏背心等。

4.年龄过大、过小或体力衰弱者禁做巨大型石膏。

四、石膏绷带的用法

1.患者准备　将拟行固定的肢体擦洗干净，如有伤口应更换敷料，胶布要纵行粘贴，便于日后石膏开窗时揭取和不影响血液循环。骨突出部位辅衬软垫，肢体应由专人扶持保护。

2.用物准备

(1)石膏绷带：根据肢体的长度、周径，预定石膏的长宽尺寸及数量。

(2)棉垫。

(3)油布。

(4)一桶30～40℃的温水（浸泡石膏绷带用）。

(5)普通绷带若干卷,剪刀等辅助工具。

3.浸泡石膏　将石膏绷带在事先准备好的温水中浸湿。这时有气泡冒出,气泡停止表明绷带已被浸透。取出后用手握其两端向中间轻挤压,挤出多余的水分后即可使用。

4.石膏绷带内的衬垫　为了保护骨隆突部的皮肤和其他软组织不受压致伤,包扎石膏前必须先放好衬垫。常用的衬垫有绵纸、棉垫、棉花等。根据衬垫的多少,可分为有衬垫石膏和无衬垫石膏。有衬垫石膏衬垫较多,即将整个肢体先用棉花或绵纸自上而下全部包好,然后外面包石膏绷带。有衬垫石膏,患者较为舒适,但固定效果略差,多用在手术后固定作用。无衬垫石膏也需在骨突处放置衬垫,其他部位不放。无衬垫石膏固定效果较好,石膏绷带直接与皮肤接触,比较服贴切实;但骨折后因肢体肿胀,容易影响血液循环或压伤皮肤。

五、石膏绷带操作技术

石膏绷带的操作技术如下：

1.将患肢置于功能位（或特殊要求体位）。如患者无法持久维持这一体位,则需有相应的器具,如牵引架、石膏床等,或有专人扶持。

2.在骨隆突部位放置衬垫,以免石膏压伤皮肤而形成压疮。

3.包扎石膏的基本方法如下：

(1)用浸透且已挤压干的石膏绷带,一般由肢体的近端向远端做均匀的螺旋式的卷动。卷带边相互重叠1/3～2/3,切忌漏空在缠绕过程中,必须保持石膏绷带的平整,切勿形成褶皱,尤其在第一、第二层更应注意。由于肢体的上下粗细不等,当需向上或向下卷动绷带时,要提起绷带的松弛部分并向肢体的后方折叠,不可翻转绷带。操作要迅速、敏捷、准确,两手互相配合,即一手缠绕石膏绷带,另一手向相反方向抹平。石膏的上下边缘及关节部要适当加厚,以增强其固定作用。整个石膏的厚度以不致折裂为原则,一般应为 8~12 层。

(2)为了加固,在包扎 2~3 层后,可做成与肢体所需固定等长的石膏板,置于肢体的屈伸面,再继续包扎 2~3 层即可。石膏板的做法,是将石膏绷带按肢体所需固定长度,来回重叠 6~7 层,一起浸泡,挤掉水后,铺平即可应用。

(3)在上石膏的过程中,应以手掌托扶石膏,切忌用手指压迫,以免该处凹陷,形成压力点,以致造成术后压迫性皮肤坏死。并应密切注意肢体的功能位置,不可随意改变肢体的伸屈度,以免石膏折断,或造成石膏折叠,引起术后该处压迫性疮疡,甚至肢体坏死。

(4)包扎完毕后,用剪刀剪除绷带过长过多的部分,修整边缘,抹平石膏面,在石膏面上注明骨折类别和上石膏的日期。有创面者应将创面的位置标明。

六、石膏固定术后患者的护理

(一)一般护理

1.石膏固定完成后,要保持体位直至固化,以防折断。应避免肢体屈伸或挤压变扁。为加速石膏的固化,可用电吹风或烤灯等促进蒸发烘干,但需小心勿烫伤患者。

2.抬高患者患肢,预防肿胀出血。上肢可用枕垫垫起,使患肢高于心脏约 15cm,电可用托板或悬吊架悬挂;下肢可用软枕垫高,以利消肿。肢体肿胀消退后,如石膏固定过松,失去作用时,应及时更换石膏。

3.患者应卧木板床,并需用软垫垫好石膏。注意保持石膏清洁,勿使污染,稍有污染应及时清洁,对严重污染的石膏,应及时更换。

4.变动体位时,应保护石膏,因为石膏干固后有脆性,切忌对关节处施加屈折成角的力量,避免折断或骨折错位。

5.石膏固定后应防止局部皮肤尤其是骨突部位受压,注意查看患肢血液循环有无障碍,观察患肢远端的温度和知觉。如有肢体受压现象,应及时将石膏进行纵向全层剖开松解,进行检查并作相应处理。观察石膏里面出血情况,为了判断血迹是否在扩大,可沿着血迹边界用铅笔面一标记,并注明日期、时间,如发现血迹边界不断扩大,应及时通知医师。

6.寒冷季节应注意患肢外露部分的保暖。炎热季节,对包扎大型石膏的患者,要注意通风,防止中暑。

7.石膏固定期间,应指导患者及时进行未固定关节的功能锻炼。

(二)石膏固定术常见的并发症及其护理

1.骨筋膜室综合征　石膏绷带硬固后,内容量固定,没有弛张余地,因此,如果包扎过紧或肢体出现进行性肿胀时,可造成肢体(尤其是前臂或小腿肌群)骨筋膜室综合征,肌肉缺血、坏死,进而发生缺血性肌挛缩,甚至肢体坏疽。

护理措施如下:

(1)对刚刚施行石膏同定的患者应列入交接班项目,进行床头交接。

(2)将患肢抬高,以利静脉血液和淋巴液回流。上肢可用托板或悬吊架,下肢可用枕垫垫起,使患处高于心脏水平面20cm。

(3)严密观察患肢有无苍白、厥冷、发绀、疼痛、感觉减退及麻木等,如发现异常,应及时通知医师并妥善处理。如肢端血运障碍,应立即将石膏剪开减压;如指(趾)不能主动活动,皮肤感觉减退或消失,但血运尚好,表明是神经受压,应立即在受压部位开窗减压或更换石膏;如血运障碍伴神经受压,应考虑缺血性挛缩的可能,必须立即拆除石膏,找出原因进行处理。

2.压迫性溃疡　多因石膏绷带包扎压力不均匀,使石膏凹凸不平或关节塑形不好或因石膏尚未凝固定形时就将石膏放在硬物上,造成石膏变形,使石膏内壁对肢体某固定部位造成压迫而形成压迫性溃疡。

护理措施如下:

(1)做石膏固定时需用手掌托住被固定的肢体,不能用手抓捏,以免在石膏上形成凹陷,对肢体形成局限性压迫。

(2)石膏边缘应修理整齐、光滑、使患者舒适。避免卡压和摩擦肢体。

(3)压疮的早期症状是局部持续性疼痛。注意观察石膏边缘及骨突部位有无红肿、摩擦伤等。每天用手指蘸 25%～35% 的乙醇伸入到石膏边缘里按摩 2 次,以促进局部血液循环,同时要协助患者定时翻身变换体位,保持床单被褥清洁、平整、干燥、无碎屑,以预防未包石膏的骨突部位发生压疮。

(4)利用嗅觉进行观察。如石膏内有腐臭气味,说明石膏内有压疮,已形成溃疡,发生坏死,或是石膏内原有外伤感染,应通知医师及时处理。

3.肌肉萎缩　受伤后的肢体长期固定,肌肉组织会逐渐萎缩。多因长期不活动致使神经感受器受刺激减少,而神经的离心性冲动也相应减少,导致局部组织的血液供应和物质代谢降低所致。

护理措施如下:

(1)于石膏固定的当天就可指导患者做石膏内的肌肉收缩运动。

(2)病情允许时鼓励患者下床活动,可先在床边站立,再扶拐杖短距离行走,循序渐进。

(3)石膏拆除后可每天按摩肌肉 2～4 次,并加强功能锻炼。

4.坠积性肺炎　坠积性肺炎多为大型躯干石膏固定及合并上呼吸道感染的老年患者,因石膏固定后不能翻身活动而导致。

护理措施如下:

(1)应鼓励患者深呼吸及咳嗽咳痰,定时给患者翻身、拍背以协助排痰。

（2）必要时让患者服祛痰药物，行超声波雾化吸入，以消炎、祛痰，预防和治疗呼吸道感染。

第三节　牵引术与护理

一、牵引技术、牵引治疗的适应证及护理

骨科疾病中经常利用作用力与反作用力的原理，用手法或器械的牵引，来达到整复骨折或脱位、维持复位后的位置或矫正关节畸形，解除肌肉痉挛与疼痛的目的。亦常用于椎间盘实出症，颈椎、坐骨神经痛等疾病和作为骨科手术前、后的辅助治疗措施，临床上常按牵引的部位分皮肤牵引、骨骼牵引、特殊牵引。

【皮肤牵引】

（一）适应证

皮肤牵引的牵引力较小，适用于儿童股骨干骨折、肱骨髁上骨折局部剧烈肿胀不宜手法复位、化脓性关节炎（急性期）、股骨转子间骨折、股骨颈囊内骨折。但皮肤有损伤或有炎症时，或对胶布过敏者，禁用皮肤牵引。

（二）方法

1.下肢牵引部位剃毛、局部涂安息香酸酊保护皮肤，增加胶布黏性。

2.准备适当长度与宽度的胶布，一般是患肢最细部位周径的 1/2，自大腿中上 1/3 或小腿上 1/3 开始胶贴，离足跟 5cm 处放置扩展滑车，悬吊重量一般不超过 5kg，牵引时间为 2～3 周。

3.骨突处放置纱布或棉垫，如腓骨小头，胫骨内、外髁，避免皮肤受压。

4.肢体外周用绷带轻轻加压均匀缠绕，方向从近端到远端。

5.根据治疗要求,放在勃朗架或托马斯架上牵引,重量一般为体重的 1/12～1/13,不可随意增减。

(三)护理要点

1.患者须卧硬板床,床脚抬高作反牵引。

2.牵引时,将肢体置于功能位,下肢保持外展正中位。

3.经常检查皮肤牵引绷带是否松动、滑脱,保持重量悬空。

4.胶布要平整无皱,不能贴于踝部。有无胶布过敏性皮炎,如出现皮疹、丘疹、红疹时可用海绵带牵引来代替。

5.儿童股骨骨折 Bryant 牵引时,臀部必须离开床面。

6.加强临床护理,预防压疮及呼吸、泌尿系统并发症,应鼓励患者利用拉手架抬起上身、抬臀,促进血液循环。

【骨骼牵引】

骨骼牵引的力量较大,持续牵引的时间较长,且能有效调节,因而有较好的牵引效果。骨骼牵引穿针时,成人可用局麻,小儿宜用全麻。

(一)颅骨牵引

1.*适应证*   适用于颈椎骨折脱位或伴有神经症状高位截瘫。

2.*方法及护理*

(1)患者剃光头、仰卧位,用甲紫作标记,自两耳边顶端连线,再作自鼻尖向上向后引线相交于顶部自交叉点旁开 4～5cm,即为颅骨钻孔点。

(2)局麻药 1%普鲁卡因或 2%利多卡因溶液每 10ml 加盐酸肾上腺素 1～2 滴,可止血及延长麻醉时间。

(3)患者卧硬板床,床头抬高,一般颅骨牵引重量 5～10kg。

(4)颈椎屈曲型损伤时,患者平卧位去枕,齐两肩用薄枕垫平作过伸位牵引。颈椎过伸型损伤时可在头下置枕作屈曲位牵引。

(5)颈椎损伤伴高位截瘫者牵引过程中,要注意观察患者的全身情况、体温、脉搏、血压及呼吸的变化,及时处理。

(6)枕骨粗隆处放中空海绵垫或纱布圈,减轻骨突部的压迫,每日定时按摩骨突部,预防压疮的产生。

(7)每日检查颅骨牵引螺丝有无松动,先松后紧,避免钩尖刺激骨质发生滑脱,翻身过程中亦要防止冰钳滑脱,如不慎滑脱,应用沙袋固定颈部两侧制动,重新消毒冰钳后再插入。

(二)胫骨结节牵引

1.适应证　　适用于股骨颈囊内骨折手术前准备、股骨骨折、股骨转子间粉碎骨折。

2.护理

(1)患侧小腿置于勃朗架上,局部皮肤清洁剃毛,胫骨结节指向天花板,其外侧二横指作为进针点。

(2)卧硬板床,床脚抬高。

(3)牵引钢针处每日1次无菌操作下换药,擦去血痂,用无菌纱布覆盖,防止感染。如患者主诉牵引针处剧烈疼痛,要查找原因、检查(骨)钢针是否偏斜、感染或穿破骨质到达皮下,若因皮肤张力过紧所致时,可切开针眼处皮肤,疼痛即可缓解。

(4)重量一般维持为体重的1/7～1/10,骨折复位时,重量较大,复位后重量要相应减少作维持牵引。重量不够,骨折断端重叠,重量过重,造成骨折断端分离、骨不连、骨延迟愈合。

(5)定点测量肢体长度,与健侧对照,下肢测量点从股骨转子到胫骨外髁。并作好记录,可为牵引重量增减提供依据。

(6)保持下肢外展位牵引,重锤悬空,牵引绳索牢固、光滑,牵引力线应与股骨轴线一致。测量方法为髂前上棘、髌骨中点、第1、2趾间,应在同一直线上,防止肢体旋转。

(7)牵引过程中应加强患者足趾及踝关节向各方向的主动活动,并做股四头肌锻炼,防止肌肉萎缩,关节僵直。

(8)观察有无足下垂等腓总神经受压症状产生,若有可作足底向上胶布牵引。

(9)冬季,牵引患肢可用开口棉脚套保暖,避免感冒及腹泻。

(10)鼓励患者利用拉手架每日抬起上身,抬臀,做深呼吸等活动,预防压疮、肺部感染、泌尿系结石等并发症。

(三)跟骨牵引

1.适应证   适用于胫骨骨折及小腿开放性损伤。

2.护理要点

(1)小腿置于勃朗架上,下垫棉垫或沙袋,用手固定患肢足部,保持足尖指向天花板,选择跟骨结节向前二横指和足底向上二横指交叉点为进针点;

(2)防止下肢旋转,史氏钉应平行地面垂直于肢体牵引。

(四)尺骨鹰嘴牵引

1.适应证   适用于肱骨干骨折、肱骨髁上骨折肘关节明显肿胀及肱骨髁部骨折。

2.护理

(1)肘关节屈曲 90°,尺骨鹰嘴尖下 2.5cm,尺骨嵴下一横指为进针点,进针方向由内侧向外侧。

(2)患侧床脚抬高,以作反牵引,另一侧可用床栏,防止患者坠床。

(3)每日测量长度,从肩峰到肱骨外上髁,与健侧比较,防止过度牵引。

(4)观察手指指端色泽,毛细血管充盈,触摸桡动脉搏动和针刺皮肤感觉,以便早期发现神经血管并发症,若手部尺侧麻木表示尺神经可能损伤。

(5)加强手指主动活动,有利肿胀消退和防止关节僵硬。

【特殊牵引】

(一)四头带(枕颌)牵引

1.适应证   常用于以颈椎间盘脱出、颈椎半脱位、颈椎骨的脱位、颈椎结核及颈椎病患者伴有血管与神经刺激症状。

2.护理要点

(1)平卧位或坐位牵引,在颌部脱离两侧面颊部放纱布垫,枕部放

海绵垫或圈,预防压疮产生;

(2)四头带放置,保持两侧牵引线和颈椎轴心线平行,坐位牵引患者坐在硬板凳上,头顶部与天花板垂直,牵引重量根据损伤性质及患者耐受程度不同,一般每侧1.5～3kg。颈椎病可保持正中位牵引。

(二)骨盆带牵引

1.适应证 腰椎间盘突出及椎管狭窄症可使椎间隙增大,神经管扩大,神经压迫症状缓解。

2.护理要点

(1)系好用帆布带制作的腰围,其下缘至两侧髂嵴处,局部放棉垫保护,以防压迫性损伤。

(2)牵引皮条与牵引线必须与下肢纵轴平行,重量每侧5kg左右,亦可按病情酌改。急性期卧床牵引每日不得少于8～10h,亦可在睡眠时保持牵引。

(三)骨盆悬吊牵引

1.适应证 适用于骨盆骨折有骨盆环破裂、耻骨联合较大分离者,通过牵引加速骨折早期愈合,减少妇女分娩困难。

2.护理要点

(1)患者卧硬板床,用一帆布兜,宽度上至髂骨翼,下至两侧大腿的上1/3,在骶尾部及两侧大转子处放置棉垫,防止压迫损伤;

(2)两侧帆布边缘连于牵引绳,垂直向上通过两组滑轮悬挂重量,必须使骨盆悬空,一般每侧重锤5～7.5kg,防止牵引重锤下跌,牵引绳要系牢;

(3)每日2次压疮护理,可将重锤搁在凳上,将患者身体放平后再做,患者大便可用塑料纸、油纸、草纸垫或用弯盘代替便盆。

二、牵引治疗常见并发症

1.感染 钢针滑动可引起,如已发生,适当处理。

2.皮肤损伤及局部压伤坏死　可因胶布刺激、粘贴不均、牵引过重、钢针压迫、夹板上螺钉压迫等引起。

3.骨不连或畸形连接　由于牵引过度、方向不适当、肢体位置不当等引起。

4.神经血管损伤　患肢位置不当或夹板不平衡,偶可压伤神经、血管。如下肢可压迫腓总神经,引起足下垂,应予防止。

5.其他　长期卧床、肢体活动少、大小便污染,可引起压疮、呼吸系统并发症、肌肉萎缩、关节强直等。应加强护理,鼓励活动。

第四节　使用支具患者的护理

支具是治疗运动系统疾患的一项重要工具,也是非手术治疗的一种方法。支具的作用大致有以下几方面:一是防止畸形;二是矫正畸形;三是稳定关节,支持患肢,改善功能;四是补充短缩肢体的长度,以达到双下肢均衡。骨科护士应了解使用支具的一般原则和一些常用支具的具体使用和护理方法,保证使用支具的患者舒适、安全,有效地发挥支具的作用和功能。

一、临床常用支具

(一)躯干支具

躯干支具的构造主要由三部分组成:用皮带做成的固定装置;用轻金属(铝合金)制成的纵、横支架;采用富有弹性的材料做成的外套,如橡皮、尼龙等。

1.颈支具

适应证:适用于颈椎压缩性骨折、颈椎结核、颈椎间盘突出症等。

主要功能:不适宜手术者,可用支具进行托扶稳定辅助治疗,帮助恢复功能。

注意事项:佩戴后不宜随意抽动,更不能随便去掉。

2.胸背支架

适应证:适用于胸椎结核、胸腰椎骨折等。

主要功能:起支持扶助、辅助治疗作用。

注意事项:限制弯腰,不得随意脱去。

3.护腰围

适应证:适用于腰椎1～5节疾病、腰肌劳损、骨折、退行性变化等。

主要功能:辅助治疗,可减轻病痛,恢复功能,维持脊椎的稳定。

注意事项:选用的腰围要大小合体,以预防压疮。

(二)上肢支具

1.上肢外展架　可用铝片或塑料板制成,也可用铁丝梯形夹板或铁条制成。架子越轻越好。

适应证:适用于肩部瘫痪引起上肢不能外展抬举,处于下垂、上肢离心重量的牵引使关节囊、肌腱、韧带被牵拉松弛,肱骨头常发生半脱位,上肢功能丧失者。

主要功能:保持患肢在功能位,防止畸形,帮助恢复上肢功能。

注意事项:支架固定的位置要贴体,不移位。

2.肘支架　肘支架一般由轻便的铝合金制成。该支架在肘关节处设有铰链,可控制肘关节的活动度。

适应证:适用于由于各种原因引起神经系统的损伤(如颈部外伤引起颈部神经的损伤等)使肘关节周围的肌肉瘫痪,肘关节失去伸屈功能者。

主要功能:保护肘关节,使肘关节在保护控制下活动。

注意事项:支具制作要合体,以免压迫尺神经。

3.腕支架　可用轻便的塑料板、铝板或皮革制成,将腕关节固定于背屈20°～30°。

适应证:适用于某些原因(损伤、疾病等)使桡神经瘫痪而屈腕和屈指肌功能尚好者。

主要功能:使腕关节保持在功能位,防止屈肌挛缩引起畸形。

(三)下肢支具

1.大腿支架　此架结构类似于托马斯架,其上端的环与托马斯架的要求完全一样,内外两侧也各有一根铁条,其下端尽头处向内弯成钩状,插入鞋跟内的洞眼里。膝部有一皮革制成的护膝片,可以控制膝关节使之不弯。

适应证:适用于下肢肌肉瘫痪者。

主要功能:当患者站立、行走时,可支持或代替下肢的瘫痪肌肉。

注意事项:护膝片要正盖在髌骨上,不可上下移动位置而影响固定。

2.大腿支架带有膝关节铰链　架子上端可以是一个环,也可是桶状或宽带状,下端构造与大腿支架同,但在平其膝关节处有一铰链,患者可以自己操纵。放松开关,可使膝关节屈曲便于患者坐下;膝关节伸直时,铰链能自动锁住,便于患者站立、行走。

适应证:适用于肌力不平衡而造成膝关节不稳的患者行走时使用。

主要功能:当患者站立、步行时被锁固定于伸直位,保证膝关节的稳定。

注意事项:站立时铰链要锁得很牢,如果突然自行开锁,将会发生意外,使患者穿用时产生畏惧感。

3.双侧或单侧条小腿支架

(1)双侧条小腿支架下端呈扁方形。在膝的下方有一金属制成的环形固定圈,圈外包皮革,圈的两侧各连接一根铁条,条的下端呈扁方形向内侧弯成短钩状,插入鞋跟的扁方形洞眼中。

适应证:适用于用于踝关节屈、伸肌均瘫痪无力者。

主要功能:控制踝关节的活动,起支持扶助作用。

(2)双侧条小腿支架带有后档。两侧铁条下端呈圆形,插入鞋跟的圆洞眼中。铁条后方安设一短铁档,在走路时,可限制足向跖侧屈,但可自由向背侧伸,故又称为"垂足档"。

适应证:适用于背伸肌无力有足下垂畸形者。

主要功能:控制足下垂,保持踝关节于功能位。

(3)双侧条小腿支架带有前档。其构造基本与双侧条小腿支架带后档的构造相同。走路时,可控制患者足向背侧伸,但可任意向跖侧屈。

适应证:适用于胫后肌群瘫痪,踝关节向跖侧屈伸无力者。

主要功能:控制踝关节过度背伸,而维持踝关节于功能位。

(4)单侧条小腿支架。此支架的铁条是圆的,下端插入鞋跟的圆洞眼中,踝关节可任意向跖侧或背侧屈伸。铁条放在对着畸形足底翻向的一面。在铁条对侧安设一T形束带。T形束带的垂直支下端固定在鞋跟内,其横支的两头围绕足踝部拉住对侧铁条扣紧,这样便可以把足底向束带的方向拉,从而矫正内翻或外翻畸形。

适应证:适用于足内、外翻畸形者。

主要功能:矫正足内、外翻畸形。

二、使用支具患者的护理

(一)一般护理

1.根据患者全身状况及局部条件综合考虑,制订合理的治疗计划,并应让患者及家属了解治疗目的及具体过程,以取得合作。

2.鼓励患者活动,尤其是户外活动,空气、阳光、室外新鲜的环境都会改善患者的精神及心理状态,并能促进食欲,增强体质,有效地预防肺部感染、泌尿系感染、压疮等并发症。

3.注意皮肤的清洁与护理,每天擦洗患肢,对着力部位应坚持按摩,提高皮肤的耐磨性。

4.创造条件安排患者参加某些劳动或文体活动,使患者保持良好的精神状态和体力,以乐观、积极的态度配合治疗,消除病残的感觉。

5.注意预防并发症。支架穿用应合适,并及时维护、保养,保持良好的固定与体位,防止压疮或血管神经受压损伤、继发畸形等并发症。尤其是长期卧床、营养不良、年老体弱者,更应加强护理。

(二)穿用支具常见的并发症及其护理

1.血液循环障碍　血液循环障碍常因支具过紧或不合体而造成,如果压力在血管上,可产生循环障碍,影响血液供给。

护理措施如下:

(1)随时注意观察肢端皮肤的颜色、温度、感觉、运动功能及有无发生坏死的臭气等,一旦发生,要及时减压处理。

(2)抬高肢体,用 25%～35% 的乙醇做局部按摩或理疗,必要时可应用血管扩张剂。

(3)不合体支具应与厂方联系修理或改制。

2.神经损伤　由于支具不合适,可使某些表浅神经受压,尤其是在骨突邻近的神经,更易受伤。神经受压的症状是感觉失常,如发麻、有针刺感或感到肌肉无力,甚至瘫痪。

护理措施如下:

(1)使用支具时要注意局部情况,如麻木或感觉消失等,一旦发现,应立即去掉支具,查明引起麻木的原因,以便对症处理。

(2)压迫解除后,除局部可按摩理疗外,还可应用复方丹参、维生素 B_1、维生素 B_{12}、地巴唑等药物治疗,并观察恢复情况。

(3)不合体的支具应立即同制作工厂联系,加工修整。新支具未完成前,不可继续使用原支具。

3.压疮　压疮多因支具大小、松紧不合适造成。有时局部皮肤也可因受潮或湿而磨烂、破溃。营养不良、瘦弱、贫血的患者皮肤抵抗力低,容易发生压疮。

护理措施如下:

(1)支具制作前应准确测量好佩戴支具患肢的大小、形态,使支具能符合患肢的形状。

(2)支具内层及骨突的相应部位应衬软垫,防止因摩擦或压迫造成皮肤损伤。

（3）支具要注意维修。皮革支具的裂纹可擦伤皮肤，形成压疮。在腋下及腹股沟部位的皮圈，容易被大小便或汗液湿污，从而导致皮革干裂。皮革应注意保持清洁、干燥。还应注意检查支具有无破损而影响固定及穿用的效果。发现问题，要及时修复，以保持其固定的作用。

（4）做好皮肤护理，保持皮肤清洁、干燥。初上支具者，最好每 4h 用 25％～35％的乙醇按摩受压部位的皮肤一次，以后逐渐减少按摩次数。发现皮肤受压时，应增加按摩次数，以提高皮肤的耐磨性，并对局部加以保护，避免继续受压。经常变换体位可避免局部因受压过久而发生压疮。

4.继发畸形　由于穿用支具后体位强迫使患者感到不舒适，患者被迫采取适应性的、不正确的保护性的姿势，时间久后可导致新的畸形，因此应随时加以纠正。此外，支具不合适或应用不正确时也可发生新的畸形。

护理措施如下：

（1）长期卧床患者可用支架保持功能位以预防垂足畸形。

（2）穿用支具后早期应注意及时纠正患者的不正确姿势。

（3）经常检查、了解支具的使用情况，对支具不合适或使用不正确者及时纠正。

（4）对于不住院患者，应将上述情况向患者及家属交代清楚，注意预防，发现异常及时与医院联系。

第三章 常用康复技术与护理

第一节 抗痉挛体位摆放

一、抗痉挛体位摆放技术

【定义与目的】

1.定义 通常是指患者根据治疗、护理以及康复的需要所采取并能保持的身体姿势和位置。多用于脑损伤患者的康复护理中,是为了防止或对抗痉挛姿势的出现,保护肩关节及早期诱发分离运动而设计的一种治疗体位。能抑制上肢屈肌、下肢伸肌的典型痉挛模式,有利于患者恢复正常的运动模式。

2.目的 预防或减轻痉挛和畸形的出现;保持躯干和肢体功能状态;预防并发症及继发性损害的发生。

【应用范围】

因发育障碍、疾病或创伤而导致躯体残疾患者、长期卧床患者。

【禁忌证】

严重痴呆患者;疾病处于危重期患者。

【操作准备】

1.用物准备 枕头2个,小枕2个。

2.人员准备 操作人员着装整洁,洗手、戴口罩。

3.评估　评估患者病情、意识状态及配合能力；评估患者损伤部位、管路情况；评估患者需要保持的体位。

【操作要点】

告知患者体位摆放的目的和方法，并妥善固定各种管道。

1.脊髓损伤（高位）患者抗痉挛体位摆放

（1）仰卧位：头部垫枕，将头两侧固定，肩胛下垫枕，使肩上抬前挺、肘关节伸直、前臂旋后、腕背伸、手指微屈，髋、膝、踝下垫枕，足保持中立位。

（2）侧卧位：头部垫枕，上侧上肢保持伸展位，下肢屈曲位，将下侧的肩关节拉出以避免受压和后缩，臂前伸，前臂旋后，肢体下均垫长枕，背后用长枕靠住，以保持侧卧位。

2.偏瘫患者抗痉挛体位摆放

（1）仰卧位：头部垫薄枕，患侧肩胛骨和骨盆下垫薄枕，患侧肩关节稍外展，上臂旋后，肘与腕均伸直，掌心向上，手指伸展位，整个上肢平放于枕上。患侧髋下、臀部、大腿外侧放垫枕，防止下肢外展、外旋。膝下稍垫起，保持伸展微屈，足保持中立位。

（2）健侧卧位：健侧在下，患侧在上，头部垫枕。患侧上肢肩关节前屈不超过90°，置于枕上，使患侧肩胛骨向前向外伸，前臂旋前，手指伸展，掌心向下。患侧下肢取轻度屈曲位，放于长枕上，呈迈步状，患侧踝关节不能内翻悬在枕头边缘，防止足内翻下垂。

（3）患侧卧位：患侧在下，健侧在上，头部垫枕。患侧肩关节稍向前拉出，以避免受压和后缩，患侧上肢肩关节前屈不超过90°，肘关节伸展，前臂旋后，掌心向上。患侧下肢膝关节微屈，髋关节伸直，足背伸90°。健侧肢体放于舒适的位置。

以上每次操作完成后整理床单元，固定好引流管。洗手，记录翻身时间及皮肤情况。

二、抗痉挛体位摆放操作注意事项及防范处理

（一）脊髓损伤（高位）患者

【注意事项及防范处理】

1.仰卧位时操作技术

（1）不易固定头部、肩膀后缩：头部垫枕，将头两侧固定，肩胛下垫枕，使肩上抬前挺。

（2）长时间仰卧位，大、小便失禁易患压疮：每1～2h变换1次体位，保持床单位平整、干燥，做好大小便失禁护理。

2.侧卧位时操作技术　如未采取轴线翻身护理技术会加重脊椎损伤。3人同步轴线翻身，在侧卧位时，尽量使头部和脊柱保持正常对线，背后用长枕靠住，保持侧卧位，避免脊柱扭曲。

（二）偏瘫患者

【注意事项及防范处理】

1.仰卧位时足不能保持中立位——足下垂。

防范处理：仰卧位时足摆放成中立位，在床尾放一支被架，把被子支撑起来，避免被子压在足上，或者穿上矫形器预防足下垂。

2.患侧卧位时肩关节姿势不当——肩关节脱位、肩手综合征。

（1）偏瘫患者取患侧卧位时，患肩轻轻向前拉出，避免受压和后缩。患侧腕及手指充分打开放松，不建议在手中抓握物品。

（2）给予患侧手及踝足充分的支持，避免处于悬空位，使之处于非抗重力位。

注意：患者抗痉挛体位摆放训练时，室内温度适宜，因温度太低可使肌张力增高。每1～2小时变换1次体位，以维持良好的血液循环。

第二节　轴线翻身护理

一、轴线翻身护理技术

【定义与目的】

1.定义　轴线翻身就是头肩部和腰、腿保持在一条线上翻身,同时同向翻动,不能有扭动。

2.目的　协助颅骨牵引、颈椎损伤、脊椎损伤患者床上翻身;防止脊椎再损伤;预防压疮发生;增加患者舒适感。

【应用范围】

颅骨牵引、脊椎损伤、脊椎手术、脊椎不稳定患者。

【操作准备】

1.用物准备　大单、软枕 2 个,翻身记录卡。

2.人员准备　操作者 2～3 名,着装整洁、洗手、戴口罩。

3.评估患者　评估患者意识、生命体征、脊柱及脊髓损伤部位及程度,伤口、管路情况;评估患者体重。

【操作要点】

1.操作者备齐用物至患者床旁,核对患者,帮助患者移去枕头,松开被尾。

2.患者仰卧、两臂交叉于胸前。

3.3 位操作者站于患者同侧,将患者平移至操作者同侧床缘。

4.患者有颈椎损伤时,由 3 位操作者共同完成:第 1 位操作者固定患者头部,沿纵轴上略加牵引,使头、颈随躯干一起缓慢移动;第 2 位操作者将双手分别置于肩部、背部;第 3 位操作者将双手分别置于腰部、臀部。

5.其中 1 人发口令,3 人同步翻转,3 人动作一致地将患者整个身体移向对侧床边,以翻身至侧卧。翻转时,使患者的头、颈、肩、腰、髋保持在同一水平线上,翻身角度不超过60°。

6.翻身后,患者头部置枕,背部垫软枕,两膝之间放软枕,双膝呈自然弯曲状。

7.患者胸椎损伤时,可由2位操作者完成轴线翻身。

8.整理床单元,固定好管路。

9.洗手,记录翻身时间及皮肤情况。

二、轴线翻身护理操作注意事项及防范处理

【注意事项及防范处理】

1.保持脊柱平直

(1)翻转患者时,责任护士为发口令者,其他护士协助,听口令多人一起用力,协调一致,以保持脊柱平直,维持脊柱的正确生理弯曲,避免由于躯干扭曲,加重脊柱骨折、脊髓损伤和关节脱位。

(2)翻转角度不可超过60°,避免由于脊柱负重增大而引起起关节突骨折。

(3)患者有颈椎损伤时,勿扭曲或者旋转患者头部,以免加重神经损伤引起呼吸肌麻痹而发生意外。

2.安全防范

(1)翻身时注意为患者保暖并防止坠床。

(2)注意节力与安全。

(3)准确记录翻身时间、卧位、皮肤受压情况。

第三节 增强肌力与耐力训练

一、目的及意义

1.**增强肌力** 使原先肌力减低的肌肉通过肌力训练,肌力得到增强。

2.**增强肌肉耐力** 增强肌肉的耐力,使肌肉能够维持长时间的收缩。

3.**功能训练前准备** 通过肌力训练使肌力增强,为以后的平衡、协调、步态等功能训练做准备。

二、方 法

评估肌肉现存的肌力水平,分别采用以下几种运动方法:辅助主动运动、主动运动、抗阻力运动和等长运动。

(一)辅助的主动运动

1.**徒手辅助主动运动** 当患者肌力为 1 级或 2 级时,护理人员帮助患者进行主动运动。例如:腘肌肌力 2 级,患者俯卧位,护理人员站在训练一侧肢体旁,一手固定于大腿后部,让患者主动屈曲膝关节,另一手握踝关节辅助用力,当屈膝达 90°时,重力作用可促进屈曲。随着肌力的改善,随时可以做辅助量的精细调节,不受任何条件的限制,这样效果较好。

2.**悬吊辅助主动运动** 利用绳索、挂钩、滑轮等简单装置,将运动的肢体悬吊起来,以减轻肢体的自身重量,然后在水平面上进行训练。例如:训练髂腰肌肌力时,患者侧卧,患肢在上,分别在膝关节及踝关节垂直上方放置挂钩,吊带固定于膝关节及踝关节,用绳索悬吊,患者主动屈髋。随着肌力的改善还可以调节挂钩的位置,改变运动面的倾斜度,用手指稍加阻力或用重锤做阻力,以增加训练难度。

3.滑板上辅助主动运动 滑板可减少肢体运动时的摩擦力,肢体在滑板上主动滑动可达到训练目的。例如:肱三头肌肌力为 1～2 级时,患者坐位,滑板置于治疗床上,治疗上肢放于滑板上,通过主动伸肘动作进行训练,也可同时轻拍或轻叩肱三头肌肌腹。随着肌力改善,可通过增加滑板的倾斜度来增加训练难度。

(二)主动运动

适用于肌力达 3 级以上的患者,是通过患者主动收缩肌肉完成运动,训练时选择正确的体位和姿势,将肢体置于抗重力体位,防止代偿动作,对运动的速度、次数及间歇予以适当的指导。常见的主动运动形式为徒手体操练习。

(三)抗阻力主动运动

1.徒手抗阻力主动运动 阻力的方向总是与肌肉收缩使关节发生运动的方向相反,阻力通常加在需要增强肌力的肌肉附着部位远端,这样,较少的力量即可产生较大的力矩。加阻力的部位,要根据患者的状况来定。例如:当股四头肌肌力达到 4 级时,可在小腿的位置施加阻力,当肌力比 4 级稍强时,可以在踝关节处施加阻力;当肌力未达到 4 级时,可在小腿 1/3 处施加阻力或用两个手指的力量施加阻力,加阻力时不可过急,宜缓慢,使运动中的肌肉收缩时间延长,一次动作 2～3 秒完成,开始时在轻微阻力下主动运动 10 次,然后加大阻力,使肌肉全力收缩活动 10 次。训练时,对骨折患者要注意加阻力的部位和保护骨折固定的部位,阻力也不要过大,以免影响骨折恢复。

2.利用哑铃、沙袋、滑轮、弹簧、重物、摩擦力等作为运动的阻力施加阻力的大小、部位及时间应根据患者的肌力大小、运动部位进行调节。如直接用手拿重物或把重的东西系在身体某部位进行练习。例如:膝伸展动作时,将沙袋固定在小腿上进行练习。

（四）等长运动

等长收缩训练是增强肌力最有效的方法。肌肉收缩时,没有可见的肌肉缩短或关节运动。具体方法为:指导患者全力收缩肌肉并维持5~10秒,重复3次,中间休息2~3分钟,每天训练一次。如骨折手术后石膏制动的早期训练中,为避免给损伤部位造成不良影响,可选用这种方法进行肌力增强训练。

（五）肌肉耐力训练

肌力训练的同时具有部分肌肉耐力训练的作用,但两者在训练方法上有所不同。为了迅速发展肌力,要求在较短的时间内对抗较重负荷,重复次数较少;而发展肌肉耐力则需在较轻负荷下,在较长时间内多次重复收缩。临床上常将肌力训练与耐力训练结合起来进行训练,从而使肌肉训练更为合理。

三、康复护理

（一）无痛和轻度疼痛范围内的训练

肌力训练应在无痛和轻度疼痛范围内进行训练,如果最初训练引起肌肉的轻微酸痛,则属正常反应,一般次日即可自行恢复,如肌力训练引起患者训练肌肉的明显疼痛,则应减少运动量或暂停。疼痛不仅增加患者不适,而且也难达到预期训练效果。待查明原因后,进行临床治疗后再进行训练。

（二）调动患者的积极性

肌力训练的效果与患者的主观努力程度关系密切,要充分调动患者的积极性,训练前进行训练指导,使患者了解训练的方法和作用,训练中经常给予语言鼓励并显示训练的效果,以提高患者的信心和主动参与。

（三）适应证和禁忌证

掌握肌力训练的适应证和禁忌证,尤其对心血管疾病患者、老年人、体弱者等高危人群应在治疗师指导下训练,密切观察患者的情况,严防意外发生。

四、注意事项

(一)合理选择训练方法

增强肌力的效果与选择的训练方法直接有关。训练前应先评估训练部位的关节活动范围和肌力情况,并根据肌力现有等级选择运动的方法(表 3-1)。

表 3-1　肌力级别与肌力训练方法的关系

肌力级别	选用运动方法	肌力级别	选用运动方法
0~1	功能性电刺激运动		主动抗重力运动
	助力运动		抗轻微阻力运动
2	辅助主动运动	4	抗较大阻力运动
3	主动抗部分重力运动	5	抗最大阻力运动

(二)合理调整运动强度

运动强度包括重量和重复频率。应根据患者的状况随时调整训练的强度、时间等,记录患者的训练情况,包括训练时患者对运动负荷的适应能力、训练的运动量是否适合、训练中患者的状况、在训练前后随时测试肌力的进展情况。患者锻炼时的最大抗阻重量应该适当小于患者的最大收缩力,施加的重量或阻力应恒定,避免突然的暴力或阻力增加。

(三)避免过度训练

肌力训练时应该在无痛的前提下进行。肌力训练后短时间内的肌肉酸痛是正常现象,而次日晨的酸痛或疲劳增加说明运动量过大,护理人员应做好解释工作,并详细询问训练当时及次日晨患者的反应,做到及时调整训练方案。

(四)训练前准备

训练前进行准备活动和放松活动,将运动的肌肉、韧带、关节和心血管系统预热,避免突然运动导致适应障碍和合并症。

（五）注意心血管反应

运动时心血管将有不同程度的应激反应。特别是等长抗较大阻力运动时,具有明显的升血压反应,加之等长运动伴有憋气,对心血管造成额外的负荷。因此,有高血压、冠心病或其他心血管疾病者应禁忌在等长抗阻运动时过分用力或憋气。

第四节　关节活动度训练

一、关节活动度训练技术

【定义与目的】

1.定义　关节活动度障碍指各种原因导致的肢体活动减少或制动所致的失用;或关节内外的创伤、炎症和手术,以及肌肉、肌腱挛缩引起的关节内外粘连。

2.关节活动度训练分类

(1)被动关节活动度训练:是指患者完全不用力,全靠外力完成的关节活动度训练方式。

(2)主动-辅助关节活动度训练:是指以患者主动收缩肌肉为基础,在外力辅助下完成关节活动的训练方式。

(3)主动关节活动度训练:是通过患者主动用力收缩完成关节活动的关节活动度训练方式。

(4)连续被动运动:是指利用专用器械,在预先设定关节活动范围、速度及时间等参数的前提下,使关节进行持续较长时间缓慢被动运动的一种训练方法。

3.目的　关节活动度训练的目的是使挛缩与粘连的纤维组织延长,维持或增加关节活动范围,以利于患者完成功能性活动。

(1)被动关节活动度训练:降低制动导致的关节和周围软组织挛缩;保持肌肉弹性;促进血液循环;缓解或抑制疼痛;促进损伤或术后愈

合过程。

（2）主动-辅助关节活动度训练：增大关节活动度；逐步增强肌力，建立协调动作模式。

（3）主动关节活动度训练：改善与恢复关节功能；改善与恢复神经协调功能和运动技巧性。

（4）连续被动运动：减少术后并发症；改善局部血液、淋巴循环；消除肿胀、疼痛症状；促进修复；防治制动引起的粘连、挛缩。

【应用范围】

引起关节挛缩僵硬致关节活动受限的疾病，如骨折固定后、关节脱位复位后、关节炎患者；肢体的瘫痪，如脊髓损伤后的四肢瘫或截瘫等、脑卒中后的偏瘫等。

1.被动关节活动度训练　适用于主动运动受限制的患者；肌力3级以下、长期卧床患者。

2.主动-辅助关节活动度训练　适用于肌力较弱不能达到全关节活动范围的患者；体弱患者。

3.主动关节活动度训练　适用于肌力＞3级的患者；可完成主动关节活动的卧床患者。

4.连续被动运动　适用于四肢关节内、外骨折后；关节外科手术后；关节伤病患者。

【禁忌证】

深静脉血栓；关节旁的异位骨化；心血管疾病不稳定期，肌肉、肌腱、韧带、关节囊或皮肤手术后初期；部分骨折早期；肌肉、肌腱、韧带撕裂早期。

【操作准备】

1.训练设备准备：主要为器械训练设备，包括被动运动训练器、体操棍、指梯、手指活动训练器、头顶滑轮系统、滑板和悬吊装置等。连续被动运动需要专门的设备。

2.治疗人员在康复评定的基础上决定训练形式。

3.患者处于舒适并有利于治疗师进行操作的体位。必要时除去治疗区域影响活动的衣服、敷料及夹板等固定物。被动关节活动度训练

【操作要点】

1.按病情确定运动顺序。由肢体近端到肢体远端的顺序有利于瘫痪肌的恢复,由肢体远端到肢体近端的顺序有利于促进肢体血液和淋巴回流。

2.固定患者运动关节肢体近端,托住肢体远端,避免替代运动。

3.操作在无痛范围内进行,活动范围逐渐增加,以免损伤。

4.从单关节开始,逐渐过渡到多关节训练。

5.每一动作重复 10～30 次,每日 2～3 次。

主动-辅助关节活动度

【操作要点】

1.由治疗人员或患者健侧肢体通过徒手或棍棒、绳索和滑轮等作为助力。

2.助力提供平滑运动,并施加于运动的开始和终末,且随病情好转逐渐减少。

3.以患者主动用力为主,只给予完成动作的最小助力,以免助力替代主动用力。

4.以关节的各方向依次进行运动。

5.每一动作重复 10～30 次,每日 2～3 次。

主动关节活动度训练

【操作要点】

1.根据患者情况选择进行单关节或多关节、单方向或多方向的运动。

2.在治疗人员指导下由患者自行完成所需的关节活动。必要时,治疗人员的手可置于患者需要辅助或指导的部位。

3.动作宜平稳缓慢,尽可能达到最大幅度。

4.关节的各方向依次进行运动。

5.每一动作重复 10～30 次,每日 2～3 次。

连续被动运动
【操作要点】
1.将要训练的肢体放置在训练器械的托架上,固定。

2.开机,选择活动范围、运动速度和训练时间。关节活动范围在术后即刻常用短弧范围(20°～30°)训练,并根据患者耐受程度每日渐增,直至最大关节活动范围。运动速度开始时为每 1～2 分钟为一个运动周期。训练时间一般每次 1～2 小时,频度为每日 1～3 次。

3.训练中密切观察患者的反应及器械的运转情况。

4.训练结束后,关机,去除固定,将肢体从训练器械的托架上放下。

二、关节活动度训练注意事项及防范处理

【注意事项及防范处理】
1.疼痛

(1)运动前宣教,让患者了解治疗、训练的方法,对训练过程中出现的疼痛有思想准备。

(2)根据患者的爱好通过聊天、听音乐、看电视等方法在一定程度上缓解疼痛。

(3)运动时疼痛稍有加重,运动结束后疼痛持续加重,适当调整运动范围或运动量。

(4)注意观察疼痛的变化,疼痛持续加重或肢体发绀、苍白、皮肤温度降低,感觉减退、不能自主活动或被动活动时疼痛,及时告知医师,以避免不良后果发生。

2.训练基本原则的掌握

(1)反复、逐步原则:关节活动必须采用反复多次累积才能保证软组织恢复应有弹性。为避免在训练过程中发生疼痛或新的软组织损伤,关节活动度训练还应循序渐进。

（2）安全原则：训练应在患者舒适体位下进行，并尽量使训练肢体处于放松状态；动作缓慢、柔和、平稳、有节律；训练应在无痛或患者能耐受的范围内进行，避免使用暴力，以免发生损伤；存在感觉功能障碍的患者对疼痛的敏感性较差，因此训练应特别谨慎。

（3）顺序原则：数个关节都需训练时，可依次从远端向近端的顺序逐一进行。

（4）综合治疗原则：配合药物和理疗等镇痛或放松软组织的措施，可增加训练疗效。

（5）最大程度达到功能活动所要求的关节活动度的原则：关节活动度训练应达到功能活动所要求的关节活动度。

3.训练的评估观察

（1）训练前全面评估，制订个体化训练方案；关节活动度的维持训练应包括全身的各个关节，每个关节进行全方位的关节活动（如肩关节的屈、伸、外展、内收、内旋、外旋）。

（2）训练时应遵循循序渐进的原则，与肌力练习同步进行。无论是主动、被动还是辅助活动都必须在训练前对患者解释清楚，以取得患者的合作。

（3）训练后监测患者生命体征、活动部分的皮温和颜色改变以及关节活动度、疼痛或运动质量的改变。评定治疗反应，必要时修改治疗方案。

第五节　呼吸功能训练

一、呼吸功能训练技术

【定义与目的】

1.定义　呼吸功能训练是指保证呼吸道通畅、提高呼吸肌功能、促进排痰和痰液引流、改善肺和支气管组织血液代谢、加强气体交换效率的训练方法。常用技术是缩唇呼吸和胸-腹肌呼吸动作的配合以减慢呼吸频率和改善呼吸肌的协调。呼吸功能训练技术包括：缩唇呼吸、前倾体位和控制性腹式呼吸。

2.目的

(1)通过对呼吸运动的控制和调节来改善呼吸功能,尽可能恢复有效的腹式呼吸。

(2)增加呼吸肌的随意运动,提高呼吸容量,改善氧气吸入和二氧化碳排出。

(3)通过主动训练改善胸廓的顺应性,提高患者心肺功能和体力活动能力。

【应用范围】

1.慢性阻塞性肺疾病,主要为慢性支气管炎和肺气肿。

2.慢性限制性肺疾病,包括胸膜炎后、胸部手术后。

3.慢性肺实质疾病,如肺结核、肺尘埃沉着病(尘肺)等。

4.哮喘及其他慢性呼吸系统疾病伴呼吸功能障碍者。

【禁忌证】

1.临床病情不稳定、感染尚未被控制的患者。

2.呼吸衰竭的患者。

3.如患者训练时可导致病情恶化等不良情况也不宜进行呼吸功能训练。

【操作准备】

1.按规定着装,洗手、戴口罩。

2.环境:空气清洁,安静;时间安排在两餐之间。

3.评估患者,制订具体训练计划。

4.用物:简易呼吸训练器。

【操作要点】

1.缩唇呼吸训练法

（1）体位：取端坐位，双手扶膝。

（2）口唇缩成"吹口哨"状。吸气时让气体从鼻孔进入，每次吸气后不要急于呼出，宜稍屏气片刻再行缩唇呼气；呼气时缩拢口唇呈吹哨样，使气体通过缩窄的口形徐徐将肺内气体轻轻吹出，每次呼气持续4～6s。吸气和呼气时间比为 1：2。每天练习 3～4 次，每次15～30min。

2.腹式呼吸训练法　　指强调膈肌呼吸为主的方法，以改善异常呼吸模式，提高膈肌的收缩能力和收缩效率，使患者的胸式呼吸变为腹式呼吸。可运用腹式呼吸＋缩唇呼气训练。

（1）体位：患者取卧位或坐位（前倾依靠位）；也可采用前倾站位。让患者正常呼吸，尽量放松身体。

（2）先闭口用鼻深吸气，此时腹部隆起，使膈肌尽量下移，吸气至不能再吸时稍屏息 2～3s（熟练后可适当逐渐延长至 5～10s）；然后缩唇缓慢呼气，腹部尽量回收，缓缓吹气达 4～6s。同时双手逐渐向腹部加压，促进横膈上移；也可将两手置于肋弓，在呼气时加压以缩小胸廓，促进气体排出。

（3）呼吸要深而缓，要求呼气时间是吸气时间的 2～3 倍。深呼吸训练的频率每分钟为 8～10 次，持续 3～5min，每天数次，熟练后增加训练次数和时间。

3.呼吸肌训练

（1）吸气阻力训练

1)患者持手握式阻力训练器吸气，训练器有各种不同直径的管子。

2)不同直径的管子在吸气时气流的阻力不同，管径愈窄则阻力愈大。

3)根据患者可接受的前提下，首先选取管径较粗的进行吸气训练，开始每次训练 3～5min，每天 3～5 次，以后训练时间可逐步增加至每次

20～30min。

（2）呼气肌训练

1）腹肌训练：患者取仰卧位，上腹部放置 1～2kg 的沙袋，吸气时肩和胸部保持不动并尽力挺腹，呼气时腹部内陷。仰卧位下做双下肢屈髋屈膝，两膝尽量贴近胸壁的训练，以增强腹肌力量。

2）吹蜡烛法：将点燃的蜡烛放在口前 15～20cm 处，吸气后用力吹蜡烛，使蜡烛火焰飘动，每次训练 3～5min，休息数分钟，再反复进行。

二、呼吸功能训练注意事项及防范处理

【教育与配合】

1.训练前要做好健康教育，讲解呼吸功能训练的意义、目的；训练时避免患者情绪紧张，做好解释工作，取得患者的配合。

2.训练方案应因人而异，在训练过程中循序渐进，鼓励患者持之以恒，锻炼终身。

【注意事项及防范处理】

1.体位选择

（1）体位的选择：选用放松、舒适的体位。合适的体位可放松辅助呼吸肌群，减少呼吸肌耗氧量，缓解呼吸困难症状，稳定情绪，固定和放松肩带肌群，减少上胸部活动，有利于膈肌移动等。

（2）头低位和前倾位

1）头低位是让患者仰卧于已调整为倾斜的床上或平板床上，并同时垫高床脚（同体位引流时姿势）。

2）前倾位是患者坐位时保持躯干前倾斜 20°～45°，为保持平衡，患者可用手或肘支撑于自己的膝盖或桌子上，立位或散步时也可前倾位，也可用手杖或扶车来支撑。

2.呼吸功能训练时注意事项

（1）每次练习腹式呼吸次数不宜过多，即练习 2～3 次，休息片刻再练,逐步做到习惯于在活动中进行腹式呼吸。各种训练每次一般为 5～10min,以避免疲劳。

(2)放松呼气时必须被动,避免腹肌收缩,将双手置于患者腹肌上,以判断腹肌有无收缩。

(3)注意观察患者的反应:训练时不应该有任何不适症状,锻炼次日晨起时应该感觉正常,如果出现疲劳、乏力、头晕等,应减少训练时间、次数或暂时停止训练。

(4)病情变化时应及时调整训练方案,避免训练过程中诱发呼吸性酸中毒和呼吸衰竭。

(5)训练时适当给氧,可边吸氧边活动,以增强活动信心。

3.教会患者掌握呼吸训练技巧

(1)缩唇呼吸需要鼓励患者全身放松,由鼻吸气,然后由缩拢起的口唇缓慢且完全地呼气。呼出的气流能使距口唇 15～20cm 处的蜡烛火焰倾斜而不熄灭为宜。

(2)腹式呼吸法需患者腹肌松弛,双手分别放于胸前、腹部,胸廓尽量保持不动,稍用力加压腹部,用鼻腔深吸气时腹部隆起,屏气 1～2s,缩唇像吹口哨一样呼气,腹部尽量回收,缓缓吹气达 4～6s,呼吸要深而缓,要求呼气时间是吸气时间的 2～3 倍。

(3)指导训练缩唇呼吸与腹式呼吸锻炼联合应用,可以改善呼吸困难;避免憋气和过分减慢呼吸频率,以防诱发呼吸性酸中毒。

第六节　体位引流及排痰

一、体位引流及排痰技术

【定义与目的】

1.定义　体位引流是指对人体肺部分泌物的重力引流,配合使用一些胸部手法治疗,如拍背、震颤等,获得临床排痰效果的方法。治疗者可参照 X 线胸片跟踪肺内分泌物的方法,并通过血气分析监测肺内分泌物清除效果,提供氧合的客观数据。

2.目的   利用重力原理,改变患者的体位有利于分泌物的排出,从而有利于改善肺通气,提高通气血流比值,防止或减轻肺部感染,维护呼吸道通畅,减少反复感染,改善患者肺功能。

【应用范围】

1.身体虚弱、高度疲劳、麻痹或有术后并发症而不能咳出肺内分泌物者。

2.慢性气道阻塞、患者发生急性呼吸道感染以及急性肺脓肿。

3.长期不能清除肺内分泌物,如支气管扩张、囊性纤维化患者。

【禁忌证】

1.年迈及一般情况极度虚弱、无法耐受所需的体位、无力排出分泌物。

2.抗凝血治疗。

3.胸廓或脊柱骨折、近期大咯血和严重骨质疏松、急性心肌梗死。

4.颅内高压、严重高血压病、生命体征不稳定。

【操作准备】

1.环境   空气清洁,安静。时间安排在两餐之间。

2.患者准备   生命体征平稳,神志清楚、愿意配合。

3.训练者必要时戴口罩。

4.用物准备   病床或治疗床、枕头。

5.训练前的体格检查和功能评估。

【操作要点】

1.体位引流

(1)排痰前讲解体位引流的目的、方法消除患者的紧张情绪,使患者能很好地配合,让患者全身放松,自然呼吸。

(2)采用触诊、叩诊、听诊器听诊等方法判断患者肺部哪一段的痰液需要引流。

（3）将患者置于正确的体位排痰姿势，并且尽可能让患者舒适放松，应随时观察患者面色及表情。病变部位摆于高处，以利于痰液从高处向低处引流。

（4）根据病变部位采取不同姿势行体位引流。如病变在下叶、舌叶或中叶者，取头低足高略向健侧卧位；如病变位于上叶，则采取坐位或其他适当姿势，以利引流。

（5）引流过程中，可结合手法叩击等技巧，如有需要，应鼓励患者做深度、急剧地咳嗽。

（6）若引流 5～10min 仍未咳出分泌物，则进行下一个体位姿势，总时间不超过 30～45min，一般上、下午各 1 次。评估引流效果并记录。

2.叩击、震颤

（1）叩击：是体位引流中常用的手法技巧，借助叩击机械原理，促使黏稠、浓痰脱离支气管壁，移出肺内液。治疗者手指并拢，掌心空虚成杯状，在患者呼气时在肺段相应的胸壁部位进行有节奏地叩击（80～100 次/min）。运用腕关节摆动在引流部位胸壁上轮流轻叩，每一部位 2～5min。

（2）震颤：是体位引流中常用的手法技巧，借助叩击机械原理，促使黏稠、浓痰脱离支气管壁，有助于纤毛系统清除分泌物。叩击拍打后治疗者用两只手按在病变部位，并压紧指导患者深呼吸；在深呼气时做快速、细小的胸壁颤摩振动，连续 3～5 次。

3.评估与记录

（1）评估在引流过的肺叶（段）上听诊呼吸音的改变。

（2）记录：痰液潴留的部位，排出痰液的颜色、质感、数量及气味。

（3）患者对引流的忍受程度，血压、心率情况，呼吸模式，胸壁扩张的对称性等。

二、体位引流及排痰操作注意事项及防范处理

【教育与配合】

1.排痰前讲解体位引流的目的、方法消除患者的紧张情绪,使患者能很好地配合。

2.体位排痰期间认真做好宣教,使患者认识到即使引流时未咳出痰液,未必无效,松动的痰液可能需要 30～60min 才能咳出,坚持训练则利于痰液咳出。

3.认真做好宣教,告诉患者体位排痰期间应配合饮温水、雾化吸入等,使痰液稀释,利于排出。

【注意事项及防范处理】

1.体位引流及排痰训练的注意事项及防范处理

(1)避免阵发性咳嗽,连续咳嗽 3 声后应注意平静呼吸片刻。有脑血管破裂、栓塞或血管瘤病史者应避免用力咳嗽。

(2)引流时间应安排在早晨清醒后进行,因为夜间支气管纤毛运动减弱,气道分泌物易于睡眠时潴留。

(3)引流时让患者轻松呼吸,不能过度换气或呼吸急促。引流体位不宜刻板执行,必须采用患者既能接受,又易于排痰的体位。

(4)如果患者体位排痰 5～10min 仍未咳出分泌物,则进行下一个体位姿势。

(5)体位排痰训练的过程中注意患者生命体征的变化,结束后让患者缓慢坐起并休息一会儿,防止出现直立性低血压的征兆。

2.低氧血症并发症的防范处理　引流过程中注意观察患者,有无咯血、发绀、头晕、出汗、疲劳等情况,如有上述症状应随时终止体位引流。

第七节　肠道康复训练

一、概述

神经源性直肠是支配肠道的神经组织失支配或由神经因子诱发的或神经调控障碍导致的直肠功能障碍。主要表现为便秘、大便失禁或大便排空困难。

(一)肠道解剖和生理

1.神经支配　支配胃肠道的神经有内源性和外源性两大系统。

(1)内源性神经系统即肠源神经系统,感受胃肠道内化学、机械和温度等刺激;运动神经元支配胃肠道平滑肌、腺体和血管,还有大量的中间神经元相互联系。

(2)外源性神经系统包括交感神经和副交感神经。交感神经兴奋后引起胃肠道运动减弱;副交感神经来自迷走神经和盆神经,其兴奋后常引起胃肠道运动增强。脊髓损伤后,升结肠受累最常见,升结肠的运动减弱使得卧位时升结肠和横结肠的粪便更难以克服重力向降结肠推进。骶部副交感神经损伤可引起排便障碍和便秘。

2.与排便有关的正常生理活动　当肠道的蠕动将粪便推入直肠时,刺激直肠壁内的感受器,上传至大脑皮质,引起便意和排便反射。这时,通过盆神经的传出冲动,使降结肠、乙状结肠和直肠的平滑肌收缩,肛门内括约肌舒张,粪便排至肛管。与此同时,阴部神经的冲动减少,肛门外括约肌也舒张,使粪便排出体外。此外,腹肌和膈肌也发生收缩,腹内压增加,促进粪便的排出。

3.胃肠道功能的调控　胃肠道的调节系统是激素、神经和肠腔影响相结合的复杂、协调的系统,可控制分泌、吸收和运动的大部分功能。

（二）神经源性直肠的病因及发病机制

1.上运动神经元病变导致的肠道功能障碍（UMNB）　任何圆锥以上的中枢神经病变都可能引起上运动神经元病变导致的肠道功能障碍。皮质和下丘脑病变通常影响皮质与脑桥排便中枢的相互联系，产生无抑制型排便。

2.下运动神经元病变导致的肠道功能障碍（LMNB）　多发性神经病、圆锥或马尾病变、盆腔手术、经阴道分娩等均可能损伤支配肛门括约肌的躯体神经，也可影响交感神经和副交感神经。圆锥或马尾病变时排便反射弧被破坏，排便反射消失，出现排便困难，导致大便失禁、便秘和排空困难混合交替出现。

二、康复评定

康复评定资料包括主要的症状，评估患者全身的神经肌肉功能和胃肠道功能，筛查有无引起周围神经损害的隐匿性疾病，如肺癌、淀粉样变，损伤的平面以及相关的感觉和运动缺失程度。

（一）病史资料

1.询问患者神经受损的病史、发病前的肠道功能和排便模式，如排便频率、每天排便的次数、大便的黏稠度、诱发排便的食物、有无肠道用药或有无胃肠道疾病。

2.评估肠道症状对患者进行日常活动和工作的影响。肠道症状包括大便失禁、排空困难、相关的神经源性膀胱的症状、自主反射障碍的相关症状。

（二）体格检查

1.应确定腹部肠鸣音有无异常、有无压痛、有无强直。

2.视诊观察肛门外括约肌的形态。大笑、打喷嚏、咳嗽时能否节制大便排出，是否有便意，有无排便的紧急感等。

3.肛门皮肤反射：针刺肛周皮肤可见肛门反射性地收缩。如果 S_2、

S_3、S_4 反射弧未受损,则该反射应存在。

4.感觉的评估:检查肛门周围的皮肤的触觉及针刺觉。

5.直肠指检:应评估外括约肌的张力、有无痔疮,戴手套的手指插入肛门,确定肛门括约肌是痉挛、松弛还是正常。

(三)诊断性的检查

大便常规及隐血检查;结肠镜或肛门镜等内镜检查可明确肠道有无解剖结构上的异常或病变;肌电图检查了解支配直肠肌肉的各运动神经有无失神经;盐水灌肠控制试验评估直肠对液体的控制;肛门测压了解肛门直肠的压力;腹部平片排除肠道结构性异常、巨结肠、肠梗阻和内脏穿孔,了解肠道的动力学。

三、康复治疗

(一)目标

康复治疗的目标是运用综合性的、个体化的治疗方案,防止大便失禁,完成有效的肠道排空。

(二)物理治疗

1.肛门括约肌和盆底肌肌力训练　可以使用直肠电刺激或主动肛门收缩进行训练,从而增加括约肌的控制能力。

2.生物反馈治疗　神经源性损害不完全并残留一定程度的运动和感觉功能的患者,采用生物反馈增强患者残余的感觉和运动功能。

3.肛门牵张　用于缓解肛门括约肌痉挛。方法:将中指戴指套涂润滑油后缓慢插入肛门,将直肠壁向肛门一侧缓慢地牵拉扩张,或采用环形牵拉的方式,以缓解肛门内、外括约肌的痉挛,同时扩大直肠腔,诱发直肠肛门抑制性反射。

4.适当增加体力活动或腹部按摩等局部刺激　促进肠道感觉反馈传入、传出反射,加强肠道蠕动动力。

5.电刺激骶神经根　经直肠电刺激神经根,或用手术方式放置刺激器,刺激 S_2 会促进非蠕动性的、低压力的结肠直肠运动。刺激 S_3 偶尔引起高压力的蠕动波。刺激 S_4 可增加直肠和肛门张力。

(三)外科干预措施

1. 肌肉移位　对残留感觉功能的患者用有神经支配的股薄肌、长收肌、臀大肌或其他可用的肌肉来取代耻骨直肠肌。

2. 括约肌切除术　直肠协同运动失调的患者中切开内括约肌和部分外括约肌可改善降结肠的传输时间延长的问题。

3. 结肠造口术　对于使用所有措施进行肠道管理无效、存在内源性肠道缺陷、由于粪便污染致压疮或其他皮肤病不愈、因反复的肠道阻塞致尿路反流者可考虑选择此方法。

(四)药物治疗

1. 膨化剂　欧车前。

2. 大便软化剂　多库酯钠软化大便,可洗涤肠道的大便。

3. 高渗性泻药　磷酸盐、番泻叶,有片剂、栓剂,可刺激肠道蠕动。

4. 结肠兴奋剂　比沙可啶刺激感觉神经末梢产生副交感反射,增加结肠的蠕动。甘油栓剂一定程度上可激发患者胃肠道残余的感觉,塞入直肠,达直肠壁,15～60 分钟后起作用。

四、康复护理

通过饮食管理和排便训练提高患者独立管理肠道功能的能力,预防并发症。

(一)饮食管理

摄入富含膳食纤维的食物,如蔬菜、水果、谷物产品、麸皮等,避免进食刺激性和难以消化的食物。膳食糖纤维多能与水结合而形成凝胶,从而限制水的吸收,并使肠内容积膨胀。

(二)建立规律的排便训练方案(BTP)

由于 95% 的正常人每周排便 3～4 次,应每隔一天进行一次清空肠道的护理。刚开始时应每天早上或晚上进行一次。后来根据患者的排便情况可隔天进行一次。

　　1.上运动神经元受损导致的肠道功能障碍患者的 BTP　一旦过了急性肠梗阻期,必须要尽早开始排便训练。由于肠道自然的蠕动对该训练有所帮助,故宜饭后立即开始排便训练。但如果患者发病前已形成一定的排便习惯,尽量按照患者的习惯安排时间进行 BTP,包括使用栓剂和戴手套的手指进行刺激。如果直肠穹隆中有大便,应清除干净,然后再用涂有润滑剂的手指将栓剂塞入。手指刺激是手指环绕肛管进行刺激或轻轻牵拉肛管来诱发出排便反射。10 分钟之后,可再重复刺激一次。利用重力体位,尽量采用坐位排便以利用重力作用。

　　2.下运动神经元受损导致的肠道功能障碍患者的 BTP　由于下运动神经元病变引起的弛缓型肠道障碍,通常采用人工排便。干燥的大便常有助于人工排便,所以应注意限制液体的摄入,避免使用太多的大便软化剂。使用直肠栓剂、手指刺激和采取直立的姿势均有帮助排便。固定 BTP 的时间能成功避免意外发生。应教育患者在转移过程中避免做 Valsalva 动作。对于下运动神经元病变患者,肠道护理起始是在坐位,先开始手指刺激,然后间断地做 Valsalva 动作并收缩腹壁,同时按顺时针方向经腹部按摩结肠,直至触及不到大便为止。也可采取灌肠、电刺激的方法诱发排便。

(三)康复健康教育

　　在整个过程治疗和护理的中视患者文化程度不同进行个体化的康复健康教育,可以运用讲解、手册、视频的方式进行,使其对自己所患疾病的病因、治疗方法和治疗过程有所了解,协助他们克服心理障碍。增强人们养成良好的排便习惯,最大限度地减少肠道并发症的发生。排便障碍是一个长期治疗的过程,必须提高患者独立进行肠道管理的能力,掌握其原则、目标、具体操作和辅助器具的安全使用。向患者说明随访的重要性。

（四）并发症的预防与对策

1.痔疮　便秘、大便干结导致肛门直肠交界处的静脉压力逐渐升高。软化大便是最好的预防和治疗方法。

2.肠穿孔　因慢性肠道梗阻、肠扩张后导致。一旦发生，需急诊手术处理。

3.肛管直肠过度扩张　括约肌过度松弛张开、直肠脱垂常是非常大且硬的粪便慢性压迫所致。软化大便，且进行人工排便时操作手法轻柔以防过度牵拉括约肌可避免。

4.自主反射障碍　常发生于 T_6 以上水平的脊髓损伤患者。大便失禁是其常见的危险因素。人工排便时润滑剂中加入利多卡因可减少伤害性感觉冲动传入。

5.胃胀和腹部膨隆　是神经源性直肠排便障碍患者常见的主诉，特别是肛门外括约肌因直肠扩张的保护性反应过度活跃时，饮食中减少产气的食物、排便、排气后可改善。

第八节　日常生活活动指导训练

一、日常生活活动指导训练技术

【定义与目的】

1.定义　日常生活活动指导训练是将每一项 ADL 活动，分解成若干个动作成分，进行有针对性的指导，然后再组合成一个完整的动作，并在生活实践中加以运用，提高患者生活自理能力。

2.目的　日常生活活动能力的训练指导，改善患者移动、进食、穿衣、修饰、洗澡、如厕和家务活动等日常生活活动能力，提高生活质量以促进患者早日回归社会。

【分类】

1.移动训练　包括床上移动（翻身，坐起）、轮椅移动及转移训练。

2.进食训练　包括拿起并把握住餐具、食品及各种饮料杯罐；将食物送到口中；吞咽的训练。

3.穿衣裤、鞋、袜训练　包括上肢放进袖口中、穿脱套头衫、系解纽扣、提裤子、系皮带、拉拉链、穿袜子、系鞋带等的训练。

4.个人卫生自理训练

（1）修饰训练：包括洗手和洗脸、拧毛巾、刷牙、梳头和做发型、化妆、刮胡子、修剪指甲等的训练。

（2）洗澡训练：包括进出浴盆或淋浴室，使用水龙头、肥皂、海绵、浴巾等的训练。

（3）如厕训练：包括上、下坐便器；手触及会阴部，拿住和使用卫生纸；穿脱裤子；使用尿壶或便器、使用栓剂、排空和护理结肠造口等的训练。

5.日常家务活动训练　包括做饭及清洗餐具、洗衣物、打扫卫生等的训练。

【应用范围】

因发育障碍、疾病或创伤而导致躯体残疾者。

【禁忌证】

严重痴呆患者；疾病处于急性期患者。

【操作准备】

1.治疗环境要求与日常生活活动的环境相似。

2.治疗设备准备，包括各类常用的日常生活活动训练设备等。

3.每次训练前应根据对患者的评定及上次训练的反应，制订具体训练计划。

移动训练

【操作要点】

1.肌力低下者的训练　抓住床栏或床旁的轮椅扶手翻身；在床尾

系一根绳梯,患者抓住绳梯坐起;双上肢无力者可戴防滑手套以增加摩擦力;根据不同部位的肌力状况,转移可采用支撑转移、滑动转移、秋千式转移或升降机转移。

2.协调障碍者的训练　上肢协调障碍者可用足部驱动轮椅,但要安装后视镜以防发生事故;下肢协调障碍者需要使用电动轮椅。

3.偏瘫患者的训练　健侧上肢与下肢相互配合驱动轮椅前进并保持方向;转移的方法可采用辅助下支点转移和独立支点转移。

进食训练

【操作要点】

1.口腔、颌面部关节活动受限、肌力低下及协调性障碍者的训练:端正头、颈及身体的位置以利于吞咽动作进行;改变食品的硬度或黏稠度;借助设备来帮助维持进食的正确体位。

2.操作程序:健侧上肢辅助患侧上肢送食品入口;将肘关节放置于较高的台面上以利于手到达嘴边,将食品送至口中;用叉、勺代替筷子;将餐具绑或夹在手指间;用双手拿杯子。

穿衣裤、鞋、袜训练

【操作要点】

1.穿脱上衣训练　穿脱程序:穿前开襟的衣服时,先穿患侧,后穿健侧,再整理衣服,系上扣子。脱衣时,先将患肩露出,再将健侧袖子全部脱下,最后退出患侧的衣袖。穿套头式上衣时,先将上衣背朝上放在膝上,将患手插入衣袖,并将手伸出袖口,并拉衣服相应部位于肘部与腋下,再将健手插入衣袖并伸出,然后将衣服后身部分收起并抓住,头从领口钻出,最后整理衣服。脱衣时,低头,用健手从颈后将衣服拉过头部,先退出头部,再脱去健肢的衣袖,最后用健手脱去患侧上肢的衣袖。

2.穿裤子训练　穿脱程序:在床上穿裤子时,先穿患腿,后穿健腿;用健腿撑起臀部,上提裤子;用健手系皮带。在椅子上穿裤子时,将患腿交叠在健腿上,先穿患腿,再穿健腿;然后用健手抓住裤腰站起,将裤子上提；最后坐下用健手系皮带。在椅子上脱裤子时，先在坐位上松解皮带或腰带；站起时裤子自然落下；先脱健侧，再脱患侧。

3.穿脱袜子和鞋　穿脱程序：患者取坐位，双手交叉或用健手从腘窝处将患腿抬起置于健侧腿上，用健手为患足穿袜或鞋，放下患腿，全脚掌着地，重心转移至患侧，再将健侧下肢放在患侧下肢上，穿好健侧袜或鞋。脱袜子和鞋时则顺序相反。

个人卫生自理训练

【操作要点】

1.修饰训练　包括梳头、洗脸和口腔卫生。

洗漱程序：一侧上肢固定另一侧上肢或同时使用双上肢；在洗漱时，将躯干、肘、腕部靠在水池边以保持上肢稳定；使用按压式肥皂液；开瓶盖时，将容器夹在两大腿之间；将毛巾绕在水龙头上，用健手拧干。

2.洗澡训练　洗澡程序：浴盆底部及淋浴的地面铺上防滑垫；湿毛巾搭在椅背上，患者坐在椅上，通过背部摩擦毛巾擦洗背部（擦干背部也用同样的方法）；如果手不能摸到足，就在足底部放一块有皂液的毛巾洗脚；将有皂液的毛巾放在膝上，将上肢放在毛巾上擦洗（用于一侧上肢活动受限者）；使用按压式皂液。

3.如厕训练　如厕方法：使用轮椅或持拐至厕所，穿、脱裤子的方法与前述相同；抓握功能差者，可将卫生纸缠绕在手上使用。

日常家务活动训练

【操作要点】

1.做饭及清洗餐具　代偿方法包括平衡功能受影响时，坐位进行；厨具和其他相应工具应放在适当高度以便拿取，挪动厨具时不采用端、提等动作，可通过滑动达到目的。在切菜或削皮时，稳定双上肢近端以减少震颤；将食品或餐具放在光滑的桌面上滑至目的地代之以手端或手提；用牙打开瓶盖；购买方便食品；使用重量轻的锅、壶及餐具、微波炉。

洗餐具时，可采取浸泡，然后用喷淋器冲洗餐具的方法。用手推车运送物品、喷雾器冲洗餐具、水池底部垫橡胶垫减少餐具破损、吸盘刷子固定在池边清洗玻璃器皿。

2.洗衣物　洗衣机代替手洗；用手推车运送洗涤物品。使用从上方投放衣物的洗衣机；按键式的洗衣机优于旋钮式洗衣机；用分装好的洗衣粉或按压式肥皂液。采用已分装好的洗衣粉或按压式洗涤剂；避免熨烫衣服。

3.打扫卫生　可使用可调节式吸尘器、长柄尘掸、长把簸箕、非手拧拖把。打扫灰尘时用戴手套来代替尘掸；除去室内过多的装饰品或储藏品以减少打扫卫生的工作量。

以上日常生活活动指导训练可使用适应性日常辅助用具，详见第三篇假肢、矫形器、辅助器具的应用指导技术规程。

二、日常生活活动指导训练注意事项及防范处理

（一）ADL 训练
【注意事项及防范处理】

1.训练前做好各项准备　如帮助患者排空大小便，避免训练中排泄物污染训练器具；固定好各种导管，防止训练中脱落等。

2.循序渐进的训练原则　训练时应从易到难，循序渐进，切忌急躁，可将日常生活活动的动作分解为若干个细小的动作，反复练习。并注意保护，以防发生意外。

3.训练时要给予充足的时间和必要的指导　操作者要有极大的耐心，对患者的每一个微小进步，都应给予恰当的肯定和赞扬，从而增强患者的信心。

4.训练后要注意观察患者精神状态和身体状况　如是否过度疲劳，有无身体不适，以便及时给予必要的处理。

5.辅助用具指导训练　由于残疾程度不同，适当的辅助用具给患者以极大帮助，护理人员要为患者选用适当的辅助用具。必要时需对

环境条件做适当地调整,给予患者家居环境以建设性指导意见。

(二)移动训练

【注意事项及防范处理】

1.床上翻身及转移,不管转向患侧还是健侧,整个活动都应先转头和颈,然后正确地连续转肩和上肢躯干、腰、骨盆及下肢,并且保持脊柱的伸直位,防止扭曲。

2.翻身及转移都要有确保足够的空间活动,保证患者的安全和舒适,并保持肢体的功能位。

3.转移时不宜过快,注意安全,防止跌倒。

(三)进食训练

【注意事项及防范处理】

1.如果患者不能坐在桌边,应帮助患者在进食期间从床上坐起或坐在床边。

2.用防滑垫或患手稳定碗或盘子等容器,把患侧上肢放在桌上可较好地稳定肘部,从而有助于患手握住碗,或借助身体使碗更加稳定。

3.健手借助刀叉或羹勺从碗里拿起食物。如果可能,患者可训练使用患手,运用合适的饮食器皿完成进食。

4.当患者进行吃饭训练时,护士应注意让患者放松,以避免在进食期间呛咳。

5.在吞咽时,口腔塞饭或呛咳提示可能有吞咽问题,需要更全面地评估和特殊处理。

(四)穿衣裤、鞋、袜训练

【注意事项及防范处理】

1.患者的衣裤应选择宽松的开襟衫或套头衫。鼓励患者尽可能地利用健侧主动穿衣。

2.如果患者不能用一只手系纽扣,可改用魔术贴替代或使用穿衣扣、钩帮助,不穿带拉链的衣服。

3.鞋不要硬或太重,建议使用松紧鞋代替普通的系带鞋。适应或代偿方法：穿松紧口鞋或有尼龙搭扣的鞋。

（五）个人卫生自理训练

【注意事项及防范处理】

1.个人卫生处置训练是对于患者较高要求的活动，训练时应根据个人具体情况而变化，并对家居环境给予一定的指导性意见和建议，保证患者回归家庭后的生活安全。

2.安全防护

（1）使用热水时一定要注意水温恒定，防止烫伤。

（2）训练时护理人员应在旁保护，转移时尤其是由坐位到站立时，防止直立性低血压的发生。洗澡时间不宜过长，以免发生意外。

（六）日常家务活动训练

【注意事项及防范处理】

1.若患者存在感知、认知或心理等方面的问题，则暂时不适合接受训练，待症状改善后再开始进行。

2.训练内容应与患者需求相结合，增加患者主动参与的积极性。

3.为了提高患者的独立性，还需要对环境的适应和改造提出建议。

第四章 呼吸系统常见疾病护理

一、慢性支气管炎

【概述】

慢性支气管炎是气管、支气管黏膜及其周围组织的慢性非特异性炎症。临床上以咳嗽、咳痰为主要症状,每年发病持续 3 个月,连续 2 年及以上。

【护理】

1.护理评估

(1)健康史:患者的吸烟史、用药治疗情况、过敏史及家庭史、有无慢性咳嗽、咳痰病史。

(2)症状和体征:患者有无慢性咳嗽、咳痰症状,咳嗽前后肺部啰音的改变。

(3)辅助检查:胸部 X 线检查和血常规检查结果。

(4)社会心理评估:患者的情绪及心理反应。

2.护理措施

(1)环境:保持室内空气新鲜、流通、安静、舒适,温、湿度适宜。

(2)休息:急性发作期应卧床休息,取半卧位。

(3)给氧:持续低流量吸氧 1～2L/min。

(4)饮食:给予高热量、高蛋白、富含维生素、易消化饮食。

(5)专科护理:①解除气道阻塞,改善肺泡通气,及时清除痰液,并观察痰液的颜色、性状、量,及时送检,根据痰培养结果选用有效抗生素。②合理吸氧以减轻呼吸困难,并观察吸氧效果。

3.健康指导

(1)鼓励患者树立治疗信心、主动配合、坚持治疗,并督促协助患者按医嘱服药。

(2)鼓励患者坚持锻炼,提高耐寒能力与机体免疫力,注意保暖、避免受凉、预防感冒。

(3)向吸烟患者宣传吸烟的危害,积极戒烟,注意改善环境卫生,做好个人劳动保护,消除及避免烟雾、粉尘和刺激性气体等诱发因素对呼吸道的影响。

(4)鼓励患者多饮水。保证每日摄入量在 1.5～2L。

4.护理评价　经过治疗和护理,患者是否达到:①掌握慢性支气管炎的相关知识,能正确对待疾病。②掌握预防慢性支气管炎发作的知识。③掌握有效排痰的方法,了解饮食要求。

二、慢性阻塞性肺疾病

【概述】

慢性阻塞性肺疾病,简称慢阻肺(COPD),是一种以气流受限为特征的疾病,气流受限不完全可逆,呈进行性发展,故临床上将具有气道阻塞特征的慢性支气管炎和肺气肿统称为慢性阻塞性肺疾病。

【护理】

1.护理评估

(1)健康史:患者的吸烟史、用药治疗情况、过敏史及家庭史、有无慢性咳嗽病史。

(2)症状和体征:患者有无慢性咳嗽、咳痰症状,有无气短或呼吸困难情况。

（3）辅助检查：胸部 X 线检查和呼吸功能检查结果。

（4）实验室检查：血常规、血清抗胰蛋白酶测定、血气分析的结果。

（5）社会心理评估：患者的情绪及心理反应。

2.护理措施

（1）休息与活动：保持室内环境安静、舒适、空气洁净、温湿度合适。患者取舒适的体位。

（2）病情观察：观察患者咳嗽、咳痰，呼吸困难进行性加重的程度，全身症状、体征和并发症的情况。监测动脉血气和水、电解质、酸碱平衡情况。

（3）用药护理：遵医嘱给予抗感染、止咳、祛痰、平喘等药物，观察疗效和不良反应。

（4）呼吸肌功能锻炼：进行腹式呼吸、缩唇呼吸等，加强胸部呼吸肌和膈肌肌力和耐力，改善呼吸功能。

（5）氧疗的护理：呼吸困难伴低氧血症者，遵医嘱给予合理氧疗。一般采用鼻导管持续低流量吸氧，氧流量 $1 \sim 2L/min$，应避免吸入氧浓度过高而引起二氧化碳潴留，并观察氧疗的有效指征（患者呼吸困难减轻、呼吸频率减慢、发绀减轻、心率减慢、活动耐力增加）。

（6）心理护理：多与患者沟通、交流，与患者及家属共同制订和实施康复计划，增加患者信心。

3.健康指导

（1）疾病知识指导：指导患者及家属了解 COPD 的相关知识，识别病情恶化的因素。

（2）避免诱发因素：戒烟是预防 COPD 的重要措施，避免粉尘及刺激性气体的吸入。注意保暖，避免受凉感冒，改变不良生活习惯。在呼吸道传染病流行期间，尽量避免去人群密集的公共场所。

（3）营养支持：给予高能量、高蛋白、高维生素的饮食，少量多餐。

餐后避免平卧,有利于消化。腹胀患者应给予软食,细嚼慢咽。避免进食产气食物,如汽水、啤酒、豆类、马铃薯和胡萝卜等;避免食用易引起便秘的食物,如油炸类、干果、坚果等。

(4)体育锻炼和改善呼吸功能:进行步行、慢跑、气功、体操等体育锻炼。教会患者缩唇呼吸和腹式呼吸。

(5)家庭氧疗:坚持长期家庭氧疗,指导患者和家属了解氧疗的目的、注意事项;用氧安全;定期清洁氧疗装置,防止感染。

4.护理评价   经过治疗和护理,评价患者是否达到:①患者及家属掌握 COPD 的相关知识,正确对待疾病,提高生活质量。②患者及家属掌握家庭氧疗的相关知识。③学会呼吸操。

三、慢性肺源性心脏病

【概述】

慢性肺源性心脏病简称肺心病,是由肺组织、肺血管或胸廓慢性病变引起的肺组织结构和功能异常,肺血管阻力增加,肺动脉压力增高所致右心室扩张、肥大,或伴有右侧心力衰竭(右心衰竭)的心脏病。分为代偿期(以慢性阻塞性肺气肿为主要表现,慢性咳喘反复发作,进行性呼吸困难等)和肺、心功能失代偿期(包括急性加重期,以呼吸功能衰竭为主,有或无心力衰竭等表现)。常可并发肺性脑病、酸碱平衡失调和电解质紊乱、弥散性血管内凝血(DIC)等。

【护理】

1.护理评估

(1)健康史:患者的吸烟史、用药治疗情况、过敏史及家庭史、有无慢性咳嗽病史。

(2)症状和体征:患者在肺、心功能代偿期有无慢性咳嗽、咳痰、气促,活动后有心悸、呼吸困难症状;在肺、心功能失代偿期有无呼吸困难加重,甚至出现表情淡漠、谵妄等肺性脑病的表现;有无颈静脉怒张、心律失常等表现。

(3)辅助检查:胸部 X 线检查和超声心动图检查。

(4)实验室检查:血常规、血气分析、痰细菌学检查结果。

(5)社会心理评估:患者的情绪及心理反应。

2.护理措施

(1)休息和活动:根据病情给予适当卧位,肺、心功能代偿期需卧床休息;肺、心功能失代偿期应绝对卧床休息并半卧位;对有肺性脑病先兆症状者,应加强安全保护,必要时专人守护。

(2)饮食护理:应给予高纤维素、低钠、易消化饮食,少食多餐,避免摄入含糖高的食物,以免引起痰液黏稠。

(3)病情观察:①监测患者的生命体征及液体出入量的变化。②观察患者咳嗽及咳痰的颜色、性状及量的变化。③观察患者有无心慌、胸闷、气促、呼吸困难加重、腹胀、水肿等肺心病急性发作症状。④患者如有明显头痛、烦躁、恶心、呕吐、谵妄、性格改变,或出现意识障碍,提示有发生肺性脑病或酸碱平衡失调、电解质紊乱的可能,应立即告知医生处理。⑤监测动脉血气变化、电解质浓度、痰培养、咽拭子培养及药物敏感(药敏)试验结果。

(4)气道护理:保持呼吸道通畅,鼓励、帮助患者正确排痰。

(5)药物护理:①严密控制输液量和输液速度,并观察药物反应。②慎用镇静剂、麻醉药、利尿剂、强心剂、扩血管剂、碱性药。③使用广谱抗菌药物时,注意观察有无继发真菌感染征象。④静脉应用呼吸兴奋剂时,应保持呼吸道通畅,控制滴速,注意有无皮肤潮红、出汗、血压升高、脉速、肌肉震颤、抽搐等不良反应。

(6)一般护理:①给予持续低流量、低浓度给氧。②观察口腔黏膜及舌苔变化。③加强皮肤护理,防止压疮发生,阴囊水肿者应给予布托垫。④取舒适体位,加强呼吸肌功能锻炼,如腹式呼吸法、缩唇呼气法等,改善呼吸功能。

(7)心理护理:鼓励、安慰患者,减轻焦虑和心理压力。

3.健康指导

(1)指导患者和家属了解疾病发生、发展过程及防治原发病的重要性。

(2)去除病因和诱因:鼓励患者戒烟,避免吸入尘埃、刺激性气体,避免进入空气污染、有传染源的公共场所及接触上呼吸道感染者。注意保暖,避免进入温差大的地方。

(3)避免或减少急性发作:预防感冒,保持呼吸道通畅,坚持家庭氧疗。如出现呼吸道感染症状,应及时就诊。

(4)增强抵抗力:指导患者进行力所能及的体育锻炼,提高呼吸道耐寒能力。

4.护理评价　经过治疗和护理,评价患者是否达到:①了解肺心病的原因。②无并发症或出现并发症得到及时处理。③有效地排出气道分泌物。④安全、有效地用药。⑤焦虑减轻,感觉平静。

四、肺炎

【概述】

肺炎是由多种病因引起的肺实质(包括终末气道、肺泡腔和肺间质)的急性渗出性炎症。目前多按病因分类。肺炎可由多种病原体引起,如细菌、病毒、真菌、寄生虫等,其他如放射线、化学物质、过敏因素亦能引起肺炎。

【护理】

1.护理评估

(1)病史:①患者患病及治疗经过:有无上呼吸道感染史;有无COPD、糖尿病等慢性病史;是否吸烟;是否使用抗生素、激素等。

②目前病情与一般状况：日常生活是否规律，有无恶心呕吐、腹泻等症状。

（2）身体评估：患者的神志及生命体征，有无口唇发绀、皮肤黏膜出血，有无三凹征，呼吸频率及节律是否异常等。

（3）辅助检查：胸部 X 线检查结果。

（4）实验室检查：血常规、痰涂片、血气分析的结果。

2.护理措施

（1）休息与环境：高热患者应绝对卧床休息，保持舒适体位，减少耗氧量，缓解头痛、肌肉酸痛等症状。室内尽量保持温度 18～20℃，湿度55％～60％。

（2）饮食：给予高热量、高蛋白质和高维生素的流食或半流食，鼓励多饮水。

（3）口腔护理：鼓励患者经常漱口，增加食欲；口腔及唇疱疹者局部涂液状石蜡或抗病毒软膏，防止继发感染。

（4）病情及药物观察：①病情观察：监测患者神志、体温、呼吸、脉搏、血压和尿量，观察热型，防重症肺炎的发生。②用药观察：使用抗生素时，观察疗效和不良反应。

（5）保持呼吸道通畅：观察痰液颜色、性质、气味和量，及时清除呼吸道分泌物。

（6）并发症的观察：发现患者神志模糊、烦躁、发绀、四肢厥冷、心动过速、尿量减少、血压降低等休克征象，应立即通知医师，准备药物，配合抢救。

3.健康指导

（1）避免受凉、淋雨、吸烟、酗酒，防止过度疲劳。皮肤出现痈、疖、伤口感染、毛囊炎、蜂窝组织炎时应及时治疗，尤其是免疫功能低下者（如糖尿病、血液病、艾滋病、肝病、营养不良、儿童等）和慢性支气管炎、支气管扩张者。

（2）慢性病、长期卧床、年老体弱者,应该经常改变体位,帮助其翻身、拍背,以便痰液能及时排出,有感染征象时及时治疗。

（3）注意休息、劳逸结合,提供足够营养物质。加强体育锻炼、防止感冒、增强体质。

（4）指导患者遵医嘱按时服药:告知患者药物的名称、用法、用量及使用时的注意事项,不能自行停药或减量,定期随访。

4.护理评价　　经过治疗和护理,评价患者是否达到:①了解肺炎发生的病因。②炎症得到有效控制。③有效地排出气道分泌物。④安全、有效地用药。⑤未出现并发症。

第五章 循环系统常见疾病护理

一、心力衰竭

【概述】

心力衰竭,简称心衰,是由于心脏器质性或功能性损害心室充盈和射血能力而引起的一组临床综合征。心衰是一种渐进性疾病,其主要临床表现是呼吸困难、疲乏和液体潴留,但不一定同时出现。

【护理】

1.护理评估

(1)健康史:患者有无冠心病、高血压、风湿性心脏瓣膜病、心肌炎、心肌病、用药治疗情况、过敏史及家庭史。

(2)诱发因素:患者有无呼吸道感染、心律失常、劳累过度、妊娠或分娩等诱发因素。

(3)症状和体征:患者有无劳力性呼吸困难,夜间阵发性呼吸困难或端坐呼吸,有无咳嗽、咳痰或痰中带血,有无疲乏、头晕、失眠等,以及是否有恶心/呕吐、食欲缺乏、腹胀、体重增加及身体低垂部位水肿等。

(4)辅助检查:胸部 X 线检查和超声心动图检查结果。

(5)实验室检查:血常规、血气分析的结果,必要时定期检查电解质以判断有无电解质紊乱和酸碱平衡失调。

(6)社会心理评估:患者的情绪及心理反应。

2.护理措施

(1)维持气道通畅:①给予半坐卧位休息,必要时双腿下垂。②给予氧气吸入,监测生命体征、血氧饱和度和动脉血气分析结果。③密切观察呼吸困难有无改善,发绀是否减轻。④控制输液速度20～30滴/分和24小时输液量在1500ml以内。

(2)药物治疗与护理:治疗心衰的药物主要包括减轻循环瘀血及增强心肌收缩力的药物。①使用利尿剂时需监测血钾及有无乏力、腹胀、肠鸣音减弱等低钾血症的表现。②血管紧张素转换酶抑制剂(ACEI)的主要不良反应包括咳嗽、低血压、头晕、肾功能损害、高钾血症等,用药期间需监测血压,避免体位的突然改变,监测血钾和肾功能。③洋地黄类药物使用前需数脉搏,当脉搏＜60次/分或节律不规则时应暂停服药并通知医生。洋地黄类注射药需稀释后缓慢静脉注射,时间以10～15分钟为宜,并监测心率、心律及心电图变化。同时观察洋地黄类药物中毒症状,其中最重要的反应是各类心律失常,最常见为室性期前收缩;此外有胃肠道反应以及神经系统症状。洋地黄中毒的处理是立即停药,低钾者给予补钾,停用排钾利尿剂,纠正心律失常等。

(3)保持身体清洁舒适:每天以温水擦浴,勤换衣服和床单,保持皮肤的清洁、干燥与舒适。

(4)减轻焦虑:①护士应与患者及家属进行良好的沟通,提供情感支持。②急性发作期,护士要保持镇静,操作熟练,使患者产生信任与安全感,并做好必要的解释。③遵医嘱给予患者适量镇静剂,注意观察用药后患者的呼吸情况。

3.健康指导

(1)饮食与活动:饮食宜低盐、低脂,清淡易消化,每餐不宜过饱,多吃蔬菜水果。指导患者根据心功能状态进行体力活动锻炼。

(2)预防病情加重:避免各种诱发因素,如上呼吸道感染,过度劳累,情绪激动,输液过多、过快等。

(3)提高治疗的依从性:教育家属给予患者积极的支持,帮助其树立战胜疾病的信心,保持情绪稳定,积极配合治疗。

(4)指导合理用药:告知患者药物的名称、用法、用量及使用时的注意事项。教会患者服用地高辛前自测脉搏,当脉搏<60次/分时暂停服药,到医院就诊;当发现体重或症状有变化时需及时就诊。

4.护理评价　经过治疗和护理,评价患者是否达到:①呼吸困难减轻或消失,发绀消失,肺部啰音消失,动脉血气分析结果恢复正常。②水肿、腹腔积液症状减轻或消失。③活动时无不适感,活动耐力增加。④未发生洋地黄中毒。

二、心律失常

【概述】

心律失常,是指心脏冲动的频率、节律、起源部位、传导速度与激动次序的异常。

【护理】

1.护理评估

(1)健康史:患者有无冠心病、先天性心脏病、心衰、心肌病、心肌炎、吸烟史、跌倒史、晕厥史、用药治疗及抢救情况、过敏史及家庭史。

(2)诱发因素:患者有无药物中毒、电解质紊乱、精神不安、过量烟酒等。

(3)症状和体征:患者有无胸闷、黑矇、晕厥、头晕、心悸、呼吸困难等症状。严重者还应评估患者的神志等。

(4)辅助检查:常规12导联心电图,注意观察心电图的特征以判断是何种心律失常,必要时行24小时动态心电图监测。

(5)实验室检查:血常规、电解质、血气分析的结果。

（6）社会心理评估：患者的情绪及心理反应。

2.护理措施

（1）休息与活动：①根据患者心律失常的类型及临床表现，与患者及家属共同制订活动计划。对无器质性心脏病的良性心律失常患者，鼓励其正常工作与生活。建立良好的生活方式。②嘱患者出现胸闷、心悸、头晕等不适时采取高枕卧位、半卧位或其他舒适体位，尽量避免左侧卧位。保持情绪稳定，必要时遵医嘱给予镇静剂，保证患者充分的休息与睡眠。

（2）药物治疗与护理：严格遵医嘱按时、按量给予抗心律失常药物，静脉注射时速度宜慢，一般 5~15 分钟内注射完，静脉滴注药物时尽量用输液泵控制速度。观察患者意识和生命体征，必要时上心电监护，观察用药前、用药中及用药后的心率、心律、PR 间期、QT 间期等心电的变化，以判断疗效和有无不良反应。

（3）潜在并发症的护理：发现患者有频发、多源性、成对的或呈 RonT 现象的室性期前收缩、阵发性室性心动过速、窦性停搏、二度或三度房室传导阻滞等可导致猝死的恶性心律失常时，应立即通知医生。备好抗心律失常药物及其他抢救药品、除颤器、临时起搏器等，一旦出现猝死，立即进行抢救。

（4）避免诱发因素：嘱患者避免剧烈活动、情绪激动或紧张、快速改变体位等，一旦有头晕、黑矇等先兆时立即平卧，以免跌伤。有头晕、晕厥发作或曾有跌倒病史者应卧床休息，避免单独外出，防止意外。

（5）减轻焦虑：①保持病室环境舒适，避免过冷、过分潮湿或干燥。②为患者提供生理和心理支持，鼓励其战胜疾病，保持乐观、平和的心态。③抢救时，护士要保持镇静，给患者信任和安全感，并做好必要的解释。

3.健康指导

（1）疾病知识指导：向患者及家属讲解心律失常的常见病因、诱因及防治知识。说明遵医嘱服抗心律失常药物的重要性，不可自行减量、停药或擅自改用其他药物。告知患者药物可能出现的不良反应。

（2）避免诱因：嘱患者注意劳逸结合，保证充足的休息与睡眠；保持乐观稳定的情绪；戒烟、限酒，避免摄入刺激性食物如咖啡、浓茶等，避免饱餐；避免劳累、感染，防止诱发心力衰竭。

（3）饮食：嘱患者多食纤维素丰富的食物，保持排便通畅，心动过缓患者排便时避免过度屏气，以免兴奋迷走神经而加重心动过缓。

（4）家庭护理：教会患者自测脉搏的方法以利于自我监测病情；对反复发生严重心律失常危及生命者，教会家属心肺复苏术。

4.护理评价　经过治疗和护理，患者是否达到：①患者主诉不适消失。②了解药物的作用及不良反应。③能够避免诱发心律失常的因素。④未发生心律失常。

三、心脏瓣膜病

【概述】

心脏瓣膜病，是由于炎症、缺血性坏，死、退行性改变、黏液瘤样变性、先天性畸形、创伤等原因引起的单个或多个瓣膜（包括瓣环、瓣叶、腱索、乳头肌等）的功能或结构异常，导致瓣口狭窄和（或）关闭不全。

【护理】

1.护理评估

（1）健康史：患者的风湿性心脏病史、风湿热史、过敏史、家庭史、先天性心脏病史。

（2）诱发因素：患者近期是否有感染的发生。

（3）症状和体征：患者有无呼吸困难、心绞痛、晕厥、咯血、咳嗽、二尖瓣面容或心衰的体征等。

（4）辅助检查：胸部 X 线、心电图以及超声心动图的检查结果。

(5)社会心理评估:患者的情绪及心理反应。

2.护理措施

(1)发热的护理:与风湿活动并发感染有关。

(2)药物治疗与护理:遵医嘱给予抗生素及抗风湿药物治疗。抗血小板聚集类药物如阿司匹林肠溶片等可导致胃肠道反应,牙龈出血、血尿、柏油样便等不良反应,宜饭后服药并观察有无出血。

(3)饮食与休息:给予高热量、高蛋白、高维生素易消化饮食。卧床休息,限制活动量。待病情好转,实验室检查正常后再逐步增加活动。

(4)保持身体清洁舒适:心脏瓣膜病患者体温升高,出汗多,应每天以温水擦浴,勤换衣服和床单,保持皮肤的清洁、干燥与舒适。

(5)避免潜在并发症的发生:①避免心衰的发生:积极预防和控制感染,避免劳累和情绪激动等诱因。监测生命体征,观察患者有无呼吸困难、乏力、食欲减退、少尿、水肿等症状,一旦发生则按心衰进行处理。②避免栓塞的发生:注意心电图有无心房颤动(房颤),是否因心衰而活动减少,长期卧床。遵医嘱给予抗心律失常、抗血小板聚集的药物,预防附壁血栓形成和栓塞。病情允许时应鼓励并协助患者翻身、活动下肢、按摩及用温水泡脚或下床活动,防止下肢静脉血栓形成。

3.健康指导

(1)疾病知识指导:告知患者及家属本病的病因和病程进展特点,有手术适应证者劝患者尽早择期手术、提高生活质量,以免失去最佳手术时机。

(2)预防感染:保持室内空气流通、温暖、干燥、阳光充足。日常生活中适当锻炼、加强营养、提高机体抵抗力。注意防寒保暖、避免感冒,避免与上呼吸道感染及咽炎患者接触,一旦发生感染立即用药治疗。在拔牙、内镜检查、导尿术、分娩、人工流产等手术操作前告知医生自己有风湿性心脏病病史,以便预防性使用抗生素,劝告反复发生扁桃体炎者在风湿活动控制后2~4个月手术摘除扁桃体。

（3）避免诱因：避免重体力劳动，剧烈运动或情绪激动。育龄妇女要根据心功能情况在医师指导下选择好妊娠与分娩时机，病情较重不能妊娠与分娩者，做好患者及其配偶的思想工作。

（4）指导合理用药：告知患者药物的名称、用法、用量及注意事项。告知患者按医嘱用药的重要性，并定期门诊复查。

4.护理评价　经过治疗和护理，评价患者是否达到：①感染控制良好。②潜在并发症未发生。③家属及患者了解疾病相关知识及诱发因素。④安全、有效地用药。⑤焦虑减轻，感觉平静。

四、冠心病

冠状动脉粥样硬化性心脏病，简称冠心病，是指冠状动脉粥样硬化使血管腔狭窄或阻塞，和（或）因冠状动脉功能性改变（痉挛）导致心肌缺血、缺氧或坏死而引起的心脏病，统称冠状动脉性心脏病，亦称缺血性心脏病。

（一）心绞痛

【概述】

心绞痛，是在冠状动脉狭窄的基础上，由于心脏负荷增加而引起心肌急剧、暂时缺血与缺氧的临床综合征。其典型特点为阵发性前胸压榨性疼痛，主要位于胸骨后部。

【护理】

1.护理评估

（1）健康史：患者的吸烟史、心绞痛发作史、用药治疗情况、过敏史及家庭史。

（2）诱发因素：患者发病前有无体力劳动、情绪激动、饱餐、寒冷、吸烟、心动过速等。

（3）症状和体征：患者心绞痛发作持续时间，以及发作时患者是否面色苍白、出冷汗、心律增快、血压增高、心尖部有无第四心音奔马律以及暂时性心尖部收缩期杂音。

(4)辅助检查:常规 12 导联,观察 ST 段和 T 波有无异常。

(5)实验室检查:血常规、血清标记物的结果等。

(6)社会心理评估:患者的情绪及心理反应。

2.护理措施

(1)休息与活动:发作时应卧床休息,一般患者停止活动后症状即可消除。

(2)药物治疗与护理:给予硝酸酯制剂。心绞痛发作时给予患者舌下含服硝酸甘油,注意观察患者胸痛的变化,如服药后 3～5 分钟仍不缓解可重复使用。对于发作频繁者可给予硝酸甘油针剂静脉滴注,但应控制速度,部分患者可出现面部潮红、头部胀痛、头晕等不适,应告知患者是由于药物产生的血管扩张作用导致,以解除其顾虑。

(3)减少或避免诱因:避免过度劳累、情绪激动、寒冷刺激等。调节饮食,戒烟、限酒。保持排便通畅。

(4)减轻焦虑:①病室的环境保持舒适,避免过冷、过分潮湿或干燥。②为患者提供生理和心理支持;允许家属陪伴患者。

3.健康指导

(1)改变生活方式:合理膳食、控制体重、适当运动、戒烟。

(2)避免诱发因素:避免过度劳累、情绪激动、饱餐、寒冷刺激等。

(3)病情自我监测:教会患者及家属心绞痛发作时的缓解方法,胸痛发作时立即停止活动并舌下含服硝酸甘油。如症状不缓解,或心绞痛发作频繁、程度加重、时间延长,应立即到医院就诊。

(4)指导合理用药:告知患者药物的名称、用法、用量及使用时的注意事项。不可擅自加减药量。外出时随身携带硝酸甘油以备急需。

(5)定期复查:告知患者定期复查心电图、血糖、血脂等。

4.护理评价　经过治疗和护理,患者是否达到:①制订活动计划,并实施。②能有效避免诱发因素。③病情自我监测指导。④安全、有效地用药。⑤焦虑减轻。

（二）心肌梗死

【概述】

心肌梗死，简称心梗，是心肌的缺血性坏死。在冠状动脉病变的基础上发生冠状动脉血供急剧减少或中断，使相应的心肌严重而持久地急性缺血导致心肌坏死。临床上表现为持久的胸骨后剧烈疼痛、发热、白细胞计数和血清心肌坏死标记物增高及心电图进行性改变。

【护理】

1.护理评估

（1）健康史：患者有无肥胖、高脂血症、高血压、糖尿病等，生活压力、性格特征，有无心绞痛发作史，以及起病时间、用药治疗情况、过敏史及家庭史。

（2）发病特点与病情监测：患者胸痛发作的特征，发病时间、疼痛程度，有无恶心、呕吐、乏力、头晕、呼吸困难等伴随症状，是否有心律失常、休克、心力衰竭等表现。

（3）生命体征的评估：观察体温、脉搏、呼吸、血压、心律、心率等的变化。

（4）辅助检查：常规12导联心电图是否有心肌梗死的特征性、动态性变化，有无心律失常等。

（5）实验室检查：定时抽血监测血清心肌坏死标记物；评估血常规有无白细胞计数增高，有无血清电解质、血糖、血脂等异常。

（6）社会心理评估：患者的情绪及心理反应。

2.护理措施

（1）胸痛的护理：①绝对卧床休息，保持环境安静，限制探视。②给予氧气吸入。③疼痛时，遵医嘱给予吗啡或哌替啶止痛，注意观察疼痛是否缓解及有无呼吸抑制等不良反应。

（2）治疗与护理：①经皮冠状动脉介入治疗：术后行心电监测，严密观察有无心律失常、心肌缺血、心肌梗死等急性期并发症。术后行 12 导联心电图检查，与术前对比。密切观察穿刺部位皮肤有无渗血，及时松解加压绷带。鼓励患者多饮水，将造影剂排出。②溶栓疗法：溶栓前询问患者是否有脑血管疾病史、活动性出血和出血倾向、严重而未控制的高血压、近期大手术或外伤史等溶栓禁忌证。此外还需检查血常规，出、凝血时间和血型，签溶栓知情同意书。溶栓时注意观察有无出血倾向，一旦出血，应紧急处理。溶栓之前、溶栓后 30 分钟、60 分钟、90 分钟及溶栓完毕后分别做心电图前后对照，观察溶栓效果。

（3）活动耐力的训练：制订个体化运动方案，急性期 24 小时内绝对卧床休息，心梗后 5～7 天可在病室内行走，室外走廊散步，适当活动，在他人协助下如厕、洗澡、上下一层楼梯等。开始康复训练时，必须在护理人员的监测下进行。

（4）排便的护理：指导患者采取通便措施，合理饮食，多吃富含纤维素的食物，适当按摩腹部以促进肠蠕动，必要时遵医嘱予灌肠剂促进排便。

（5）心理护理：疼痛发作时应有专人守护，允许患者表达内心感受，遵医嘱予镇痛治疗，给予心理支持，鼓励患者战胜疾病的信心。

3.健康指导

（1）饮食调节：指导患者低饱和脂肪酸和低胆固醇饮食，要求饱和脂肪酸占总热量的 7% 以下，胆固醇<200mg/d。

（2）戒烟、限酒：鼓励患者戒烟，酒精饮用量每天<30g。

（3）保持健康的生活方式：指导患者保持乐观、平和的心情，正确对待病情，规律作息，忌大喜大悲。

（4）康复指导：指导患者合理运动，运动量逐步增加，以活动后不感气促、胸闷为宜，如步行、慢跑、太极拳、骑自行车、健美操等。避免剧烈活动、竞技活动及活动时间过长。

（5）用药指导：指导患者按医嘱服药，告知药物的作用和不良反应，并教会患者定时测脉搏，定期门诊随诊。

（6）照护者指导：教会家属识别心肌梗死发作症状及心肺复苏的基本技术，以备急用。

4.护理评价　经过治疗和护理，评价患者是否达到：①疼痛消失。②了解本病的诱因。③配合治疗和护理。

第六章 消化系统常见疾病护理

一、消化性溃疡

【概述】

消化性溃疡主要指发生在胃和十二指肠的慢性溃疡，即胃溃疡（GU）和十二指肠溃疡（DU），因溃疡形成与胃酸/胃蛋白酶的消化作用有关而得名。

【护理】

1.护理评估

（1）健康史：患者的吸烟、酗酒史、病程时间、有无服用非甾体抗炎药、遗传及家族史。

（2）症状和体征：患者腹痛的部位、性质、持续时间及规律。

（3）实验室和其他检查：胃镜、X线钡餐、幽门螺旋杆菌检测检查结果。

（4）社会心理评估：患者的情绪及精神因素。

2.护理措施

（1）休息与体位：卧床休息，合并有上消化道大出血、穿孔时应绝对卧床休息。

（2）饮食护理：有消化道出血、消化道梗阻、穿孔等严重并发症时应禁食、禁水；溃疡活动期可进食少量清淡易消化食物；戒烟、戒酒。

（3）药物治疗与护理：①H_2受体拮抗剂：药物应在餐中或餐后即刻

服用,用药期间注意监测肝肾功能和血常规,发现不良反应后应及时通知医生。②质子泵抑制剂:可有头晕,初次应用时应减少活动。③解痉药应餐前1小时服用。④抗酸药应饭后2小时或睡前嚼服。抗酸药与奶制品要避免同时服用。⑤胃黏膜保护剂:枸橼酸铋钾(枸橼酸铋钾)不能长期服用,米索前列醇常见不良反应是腹泻,也可引起子宫收缩,故孕妇禁服。

(4)疼痛的护理:评估患者疼痛的特点、程度及缓解方式。

(5)病情的观察与护理:①密切观察生命体征的变化,当血容量明显不足时,应遵医嘱给予补液与输血治疗。②若上腹剧痛,腹肌强直伴反跳痛提示穿孔,应做好手术前准备。③若患者餐后上腹饱胀、呕吐大量含发酵酸性宿食,提示幽门梗阻。症状较轻的患者可进少许流食,重症患者应禁食,行胃肠减压。④若上腹疼痛失去规律,且粪便隐血持续阳性,进行性消瘦、贫血,提示有癌变可能。

(6)心理护理:①病室的环境保持舒适、安静。②为患者提供生理和心理支持;允许家属陪伴,给予心理支持以减轻焦虑。③合并消化道出血时,护士要保持镇静,给患者安全感,并给予必要的解释。

3.健康指导

(1)识别和避免诱发因素:禁用或慎用非甾体抗炎药;戒烟、戒酒;坚持良好的生活作息规律。

(2)饮食护理:指导患者饮食规律,选择清淡易消化、营养丰富的食物,食物勿过热、过冷,不宜进食具有刺激性的食物和饮料。

(3)识别病情变化:告知患者发生并发症时的先兆表现及相应的处理办法,自觉症状加重时及时向医护人员寻求帮助。

(4)指导合理用药:告知患者药物的药名、用法、作用及使用时的注意事项。禁用或慎用非甾体抗炎药。

(5)定期复查:对于长期慢性GU病史,年龄在45岁以上、溃疡顽固不愈,易发生癌变者应提高警惕,在积极治疗后复查胃镜,直到溃疡完全愈合;必要时定期随访复查。

4.护理评价 经过治疗和护理,评价患者是否达到:①了解消化性溃疡的病因。②掌握发生并发症时的症状并及时寻求医务人员帮助。③有效地缓解疼痛。④安全、有效地用药。

二、肝硬化

【概述】

肝硬化是一种以肝组织弥漫性纤维化、假小叶和再生结节形成为特征的慢性肝病。早期可无明显症状,后期则以肝功能损害和门静脉高压为主要表现,并有多系统受累,晚期常出现上消化道出血、肝性脑病、继发感染、脾功能亢进、腹水、癌变等并发症。

【护理】

1.护理评估

(1)健康史:患者有无慢性肝病病史,饮食习惯,长期服药史等。

(2)症状和体征:面色灰暗(肝病面容);消化道症状;出血倾向和贫血;内分泌失调;脾大;侧支循环的建立与开放;腹腔积液等。

(3)并发症:上消化道出血、感染、肝性脑病、原发性肝癌、肝肾综合征、电解质和酸碱平衡紊乱、肝肺综合征、门脉血栓形成。

(4)辅助检查:影像检查、消化内镜检查、肝脏穿刺活组织检查。

(5)实验室检查:血常规、尿常规、生化检查、病原学检查、腹腔积液检查。

(6)社会心理评估:患者的情绪及心理反应。

2.护理措施

(1)休息与体位:失代偿期卧床休息;明显腹腔积液时取半卧位或坐位;阴囊水肿者用托带托起阴囊。

(2)药物治疗的护理:①使用利尿剂时每日测量体重、腹围和记录尿量。②给予β受体阻滞剂,用药期间不能突然停药,应逐步减量。如心率<50次/分应及时联系医生处理。

（3）饮食护理：肝硬化患者的饮食原则是高热量、高蛋白、富含维生素、适量脂肪、易消化食物。①血氨偏高者限制或禁止蛋白质饮食。②腹腔积液者应低盐或无盐饮食，进水量限制在 1000ml/日左右。③食用新鲜蔬菜和水果。④适量摄入脂肪。⑤食管、胃底静脉曲张者要避免粗糙、过硬的食物，进餐应细嚼慢咽；药物片剂研碎后服用。

（4）病情观察：观察腹腔积液和水肿的消长情况，粪的颜色、性状，监测血清电解质和酸碱变化，注意观察患者的精神、行为、言语变化。

（5）腹腔穿刺放腹水的处理：术前向患者说明穿刺的目的及注意事项，测量腹围及体重，嘱患者排空膀胱。在穿刺过程中应密切注意生命体征。记录抽出的积液量、性质和颜色，标本及时送检。术后患者平卧休息，测量腹围，观察有无不良反应。

3.健康指导

（1）疾病知识的指导：教会患者及家属识别并发症，避免诱因，发现异常及时复诊。

（2）生活指导：合理休息与活动，避免劳累，失代偿期卧床休息。

（3）饮食指导：合理的饮食，戒除烟、酒。

（4）用药指导：遵医嘱用药。

4.护理评价　经过治疗和护理，评价患者是否达到：①营养状况改善。②腹腔积液、水肿减轻。③生活自理能力增加。④皮肤完好。

三、肝性脑病

【概述】

肝性脑病（HE）是由严重肝病引起的、以代谢紊乱为基础的中枢神经系统功能失调综合征。其主要的临床表现是意识障碍、行为异常和昏迷。

【护理】

1.护理评估

(1)健康史:患者是否有上消化道出血、大量排钾利尿、放腹腔积液、高蛋白质饮食。是否使用镇静药、麻醉药、含氮药物、抗结核药物等。是否有感染、便秘、腹泻、外科手术、尿毒症、分娩等。是否有精神病史。

(2)症状和体征:观察患者的生命体征、意识状态,有无睡眠障碍、行为异常。定向力、计算力异常等情况。

(3)辅助检查:血常规、电解质、血氨等检查结果。

(4)社会心理评估:患者的情绪及心理反应。

2.护理措施

(1)饮食护理:①急性期禁蛋白质饮食,予以高热量、富含维生素的饮食。②清醒后从少量蛋白质开始进食,以植物蛋白质为主。③减少脂肪摄入。④腹水者限制水摄入,有肝硬化食管胃底静脉曲张者应避免刺激性、粗糙食物。⑤摄入丰富的维生素,但不宜用维生素 B_6。

(2)避免诱因:①慎用镇静药。②纠正水、电解质和酸碱平衡紊乱。③清除肠道积血和止血。④其他:预防感染、纠正缺氧、纠正低血糖等。

(3)肝性脑病患者灌肠注意事项:灌肠液以弱酸性液体为最佳,禁止使用肥皂水灌肠。

(4)肝性脑病患者安全护理:①患者躁动时,应加用床挡,必要时可应用约束带。②昏迷时保持呼吸道的通畅,吸氧;留置导尿时准确记录尿液的颜色及量。③防止患者意外拔管、自伤或伤害他人。④加强皮肤护理,预防压疮。

3.健康指导

(1)疾病知识的指导:介绍导致肝性脑病的各种诱发因素及避免方法。

(2)生活指导:嘱患者保持排便通畅;注意保暖,防止感冒,预防感染;不能从事重体力劳动或长时间的活动,发病时应卧床休息,专人陪护,保证安全。

(3)用药指导:指导患者遵医嘱服药,了解药物的不良反应。

(4)定期复查:指导家属学会观察患者的性格、行为、睡眠等方面的改变,发现异常时应及时就诊。

4.护理评价　经过治疗和护理,评价患者是否达到:①学会避免疾病的诱因。②发病时及时就诊并保证安全。③安全用药。

四、急性胰腺炎

【概述】

急性胰腺炎是指胰腺分泌的消化酶引起胰腺组织自身消化的化学性炎症。临床上主要表现为急性腹痛伴有血和尿淀粉酶增高。

【护理】

1.护理评估

(1)健康史:患者有无胆道、胰腺疾病、用药史(如噻嗪类利尿剂、糖皮质激素、四环素、磺胺类等药物)等。

(2)诱发因素:患者有无酗酒、暴饮暴食、外伤及手术、感染等。

(3)症状和体征:患者腹痛部位、性质、程度及持续时间、缓解方式、伴随症状等。有无呕吐、黄疸、腹胀、肠鸣音减弱或消失等。有无 Grey-Turner 征或 Cullen 征。

(4)实验室检查:血、尿淀粉酶,血脂肪酶、电解质、血糖、血钙等。

(5)影像学检查:B 超、CT 及 X 线、内镜逆行胰胆管造影、磁共振胆胰管成像等。

(6)社会心理评估:患者的心理反应、家庭经济状况等。

2.护理措施

(1)病情观察及护理:①密切观察患者腹痛的特点,有无黄疸及 Crey-Turner 征或 Cullen 征。②密切观察生命体征,准确记录尿量,发现休克时,应立即配合医师抢救。③遵医嘱定时监测血糖。④观察呕吐物的颜色、性状、量及次数,注意有无水、电解质紊乱。

(2)休息与活动:绝对卧床休息,疼痛时可取弯腰、屈膝侧卧位。

(3)饮食护理:①急性期禁食、水,腹胀明显者可行胃肠减压。②腹痛症状基本消失、实验室相关检查指标基本正常后可从少量低脂、低糖流质饮食开始,以后逐步过渡恢复正常饮食。

(4)疼痛护理:①疼痛剧烈时,可按医嘱给予解痉、镇痛剂,但禁用吗啡。②指导患者掌握缓解疼痛的方法。

(5)特殊用药护理:①生长抑素和其类似物奥曲肽:遵医嘱用药应使用注射泵精确控制速度,保持治疗连续性。②中药:遵医嘱口服或灌肠,从胃管注药时需夹管 2 小时。

(6)肠外营养治疗护理:①根据营养液的性质建立合适的静脉通路。②注意观察肠外营养物质的不良反应。③注意营养液滴注速度。

(7)心理护理:消除患者紧张、恐惧心理。

3.健康指导

(1)疾病知识指导:介绍本病的诱因、病因、症状及并发症。

(2)生活指导:指导患者养成健康生活习惯,避免酗酒和暴饮暴食。

4.护理评价　经过治疗和护理,评价患者是否达到:①了解急性胰腺炎常见诱发因素。②腹痛缓解或可耐受。③安全、有效地用药。

第七章 骨科常见症状的护理

第一节 休克

【概述】

休克是指机体在多种病因侵袭下引起的以有效循环血容量骤减、组织灌注不足、细胞代谢紊乱和功能受损为共同特点的病理生理改变的综合征。休克发病急、进展快，如未及时发现及治疗，可导致多器官功能障碍综合征或多系统器官衰竭，发展成为不可逆性休克引起死亡。

休克的分类方法很多，根据病因可分为低血容量性、感染性、心源性、神经性和过敏性休克 5 类。低血容量性休克包括创伤性和失血性休克两类。其中低血容量性休克和感染性休克在外科中最为常见。①机体重要的实质性脏器或大血管的损伤，引起大量失血或血浆外渗，而又未能及时纠正。②肢体挤压伤后，软组织的血管内血浆大量外渗到组织间隙。③弥散性血管内凝血造成血流障碍，使回心血量及左心排血量减少，属于相对性的血容量减少。

【临床表现】

根据休克的发病过程，将休克分为 3 期。

1.休克代偿期（即微循环痉挛期，也称休克前期）　患者情绪紧张、烦躁不安、面色苍白、虚汗不止、四肢发凉、心率加快、尿量减少。血压尚无明显变化，但由于舒张压升高而使脉压变小。这些症状是机体代偿能力弱的表现。休克代偿期是休克抢救的重要时期。此期救治护理措施得当,休克迅速纠正;反之,机体代偿能力逐渐减弱进入休克抑制期。

2.休克抑制期(即微循环扩张期)　患者由兴奋转为抑制,表情淡漠、反应迟钝、口唇及肢端发绀、四肢厥冷、脉细速微弱、血压下降、尿量减少甚至无尿。由于大量血液淤积在毛细血管床中致回心血量急剧下降。此外,出于酸性代谢产物堆积,血管通透性改变,使组织液生成大于回流,造成脑、心、肺、肾、肝等器官的功能障碍。

3.休克失代偿期(即弥散性血管内凝血期)　患者由意识朦胧、浅昏迷发展为深昏迷,体温上升,脉极细弱,血压极低且心音遥远。血液纤溶系统受到破坏,血液由高凝趋向低凝,出现溶血、贫血、黄疸、瘀斑及内脏出血倾向,最终因重要生命器官的衰竭而死亡。

【治疗原则】

早发现、早诊断、早治疗。迅速补充血容量,积极处理原发病以控制出血。

1.补充血容量　早期、快速、足量的补充血容量是救治休克的关键因素之一。根据血压和脉搏变化估计失血量。补充血容量并非指失血量全部由血液补充,而是指快速扩充血容量。可先经静脉在 45min 之内快速滴注等渗盐水或平衡盐溶液 1000～2000ml,观察血压回升情况,再根据血压、脉搏、中心静脉压及血细胞比容等监测指标决定是否补充全血或浓缩红细胞等。

2.止血、包扎、固定　在补充血容量的同时,对有活动性出血的患者,应迅速控制出血。一般开放性伤口可加压包扎或止血带止血,较大血管出血在可视的情况下可钳夹止血;止血带止血时需注明上止血带的时间,每小时松解 1 次,防止肢体缺血坏死;有内脏出血者,应做好术前准备,必要时手术止血;有骨折或脱位的患者,为防止进一步出血或加重血管、神经损伤,应及时进行固定或牵引,条件允许时及时给予复位;对于骨盆骨折出血、下肢骨折或广泛软组织损伤出血,可使用抗休克裤,既可起到固定作用,又可压迫止血。

【护理评估】

了解休克的原因，如有无大量出血、严重烧伤、损伤等。观察患者精神状态、神志、皮肤色泽和温度、生命体征、周围循环及尿量的改变。了解患者意识是否清楚，有无烦躁、嗜睡、表情淡漠等；有无生命体征异常，有无脉搏加快、血压下降等。有无口唇及指端苍白，有无尿量减少等。

【护理要点及措施】

1.保持呼吸道通畅　保持呼吸道通畅，是抢救创伤性休克的重要环节。首先评估患者有无喘鸣、发绀、呼吸困难等现象，及时清除呼吸道内的血凝块、分泌物及异物，并将头偏向一侧，防止误吸；有昏迷或颌面创伤者，应托起下颌防止舌后坠，必要时可放置口咽通气管或气管插管、气管切开。

2.给氧　各种给氧方法可根据患者的需要和条件选择使用，必要时可使用呼吸机辅助给氧。大流量用氧者，应逐渐降低氧流量；吸氧超过12h者，氧浓度不应高于40％～60％，防止氧中毒。

3.卧位　宜采取中凹卧位，抬高头胸部20°，便于呼吸；抬高双下肢30°，利于静脉回流，增加回心血量。同时减少不必要的搬动，减少机体对氧和营养物质的消耗。

4.建立静脉通道　是扩充血容量的先决条件、一般至少建立两条或两条以上静脉通道，条件允许时最好使用留置针；尽量行中心静脉置管，可测量中心静脉压。

5.病情观察　可围绕"一看、二摸、三测、四尿量"来进行，即一看意识、表情及皮肤色泽，二摸肢端温、湿度及脉搏，三测血压，四观察尿量。

（1）意识、表情：意识和表情的变化反应中枢神经系统的血液灌注量和缺氧程度。休克早期，全身血液重新分配，脑供血得到相对保证，呈轻度缺氧状态，表现为烦躁不安或兴奋；随着休克的加重，缺氧程度加深，神经细胞反应性降低，由兴奋转为抑制，患者反应迟钝、神情淡漠，甚至昏迷。

（2）皮肤色泽：皮肤的颜色及肢端温、湿度显示了外周微循环的血流状态。休克早期，外周血管收缩，皮肤苍白，尤其是面颊、口唇及甲床；休克中期，血流缓慢，甲床毛细血管充盈时间明显延长；肤色的改变往往先于脉搏、血压的改变，恢复时则迟。

（3）肢端温、湿度：肤色苍白、温度减低，同时出冷汗是交感神经极度兴奋趋向衰竭的体征。休克早期，只手足发凉；到了休克中晚期，患者肢端厥冷，并且温度降低范围逐渐扩大。

（4）脉搏、血压：休克早期脉搏加快，收缩压往往还在正常范围内，但舒张压升高，脉压减小（≤30mmHg）。现常用休克指数［脉率/动脉收缩压（mmHg）］来判断急性血容量减少的程度，正常值为 0.5 左右，如指数＝1，表示血容量丧失 20％～30％；如指数＞1～2，表示血容量丧失 30％～50％。广州军区总医院提出"血压脉率差法"，即收缩压（mmHg）－脉率（次/分）＝正数或＞1 为正常，若等于 0 则为休克的临界点，若为负数或＜1 即为休克。

（5）尿量：尿量是观察休克的重要指标，也是判断肾功能状态的依据。应给患者留置尿管，便于观察尿量、尿色及尿比重。正常人尿量约50ml/h，尿比重 1.015～1.025。当收缩压在 80mmHg 左右时，如肾功能正常，每小时的尿量应为 20～30ml；如收缩压低于 70mmHg，则会出现少尿或者无尿；当动脉血压已正常而仍有少尿和尿比重降低，则要警惕肾衰竭的可能。

6.补液的护理

（1）掌握补液原则：补液虽遵医嘱进行，但护士应明确补液原则：缺什么补什么，需要多少补充多少；输液顺序先晶后胶；输液速度先快后慢；同时边输入、边分析、边估计、边调整，密切观察。

（2）补充液体的选择：首先以较快的速度输入含钠的晶体液，以降低血液黏稠度，改善微循环，然后给予胶体液或全血，维持血液的胶体渗透压，防止水分从毛细血管渗出，提高血容量。常用晶体液有平衡盐溶液、林格液、生理盐水等，胶体液有全血、血浆、706 羧甲淀粉、低分子右旋糖酐等。

（3）补液的量、速度及监测：休克时由于微血管扩张、血管壁通透性增高，存在不显性失液，补液量往往比失血估计量大得多才能纠正休克。补液最先开始时速度要快，这样才能起到扩容的效果，但快速输液易引起急性心力衰竭和肺水肿等并发症，因此补液的同时应监测心功能。常用方法为监测中心静脉压与血压，见表 7-1。

表 7-1　中心静脉压（CVP）、血压（BP）和补液的关系

CVP	BP	原因	处理原则
低	低	血容量不足	充分补液
低	正常	血容量不足	适当补液
高	低	心功能不全或血容量相对过多	强心、纠正酸中毒、舒张血管
高	正常	血管过度收缩	舒张血管
正常	低	心功能不全或血容量不足	补液试验

7.**纠正酸碱平衡紊乱**　休克时常伴有酸中毒和其他酸碱平衡紊乱，对病情较轻者，最佳处理方法是恢复组织的灌注，而不是急于应用碱性药物；但对于严重休克、抗休克治疗较晚的患者，应考虑给予碱性药物治疗，并根据血气分析监测的结果决定用量。

8.**血管活性药物的应用**　血管活性药物必须在补足血容量的基础上使用。使用时应针对休克过程的特点，借助对中心静脉压、肺动脉楔压等血流动力学参数的监测，正确选择药物种类及剂量。

9.**抗感染治疗**　休克降低了机体对感染的抵抗力，而感染又可加重休克。因此，严格执行无菌操作；保持床单位及患者清洁；及时清除呼吸道分泌物。

10.**抗休克裤应用**　在创伤性休克的救治中，特别是伴有严重的低血容量性休克不能及时补足液体的情况下，应用抗休克裤治疗具有一定的效果。

11.**心理干预**　突如其来的意外创伤、疼痛和失血刺激，使患者的生理、心理遭受了双重打击,产生焦虑、急躁、恐惧、依赖心理。护士应通过端庄的仪表、适宜的言谈、负责的态度、熟练的技术对患者的不良心理进行干预,使其增强战胜疾病的信心和勇气,积极配合治疗。

第二节　关节功能障碍

【概述】

功能是指组织、器官、肢体等的特征性活动。当本应具有的功能不能正常发挥时,即称为功能障碍。

【常见原因及表现】

1.*骨折、软组织损伤、肌腱韧带拉伤*　症状除关节僵硬外,还伴有关节肿胀、皮肤瘢痕牵缩、疼痛、麻木及局部寒热等症状。

2.*创伤后关节功能障碍*　活动受限、疼痛和僵直。

3.*髋臼先天性发育不良*　表现为髋臼窝发育过小,不能把股骨头正常包容起来,这时股骨头不在原有的位置上,股骨头向外向上移动,行走越多疼痛症状越严重,造成髋关节功能障碍。这种原因造成的髋关节功能障碍,终身不能恢复。

4.*股骨头软骨坏死*　股骨头软骨表面粗糙不平,在髋关节活动时很容易造成滑膜损伤,滑膜损伤出现髋关节滑膜炎,髋臼长时间受到炎症刺激,就会出现髋臼盂唇部位增生的病理变化,当髋臼盂唇部位增生到一定长度,对股骨头的包容过大,影响了股骨头的活动范围,造成髋关节功能障碍。

5.*骨性关节炎*　表现为关节疼痛、肿胀,屈曲受限。

【护理】

1.防止患者做大运动量的锻炼,如跑步,跳高,跳远,可做 30min 的室处散步。

2.鼓励患者进行必要的功能锻炼。

(1)坚持做股四头肌(大腿前面肌肉)主动收缩,每天 4～5 次,每次

10～20 下。

（2）仰卧屈膝屈髋做蹬自行车样动作，每天 2～3 次，每次 50 下。

（3）不负重做下蹲和起立运动，连续 30～50 下，每天 2～3 次。

3.切忌患者做膝关节的半屈位旋转动作，防止半月板损伤。

4.心理护理：根据患者的社会背景、个性，对每个患者提供个体化心理支持，并给予心理疏导和安慰，以增强战胜疾病的信心。

第三节　关节腔积液

【概述】

关节积液是关节液增多形成的，造成关节疼痛、不适。膝关节内正常存有少量滑液，滑液为淡黄色液体，正常膝关节内 1～2ml 滑液。有营养关节、润滑关节和修复等作用，关节液由滑膜分泌，在关节活动时关节液不断循环更新。当关节产生病变或出现某些全身性疾病时，关节液增多即形成关节积液，造成关节疼痛、不适。关节液超过 10ml 时，浮髌试验阳性。

【常见原因及表现】

由于外伤或过度劳损等因素损伤滑膜，会产生大量积液，使关节内压力增高，膝关节疼痛、肿胀、压痛，滑膜有摩擦发涩的声响。疼痛最明显的特点是当膝关节主动极度伸直时，特别是有一定阻力的做伸膝运动时，髌骨下部疼痛会加剧，被动极度屈曲时疼痛也明显加重。其主要表现关节充血肿胀，疼痛，渗出增多，关节积液，活动下蹲困难，功能受限。

【护理】

1.心理护理　安慰患者，鼓励其树立战胜疾病的信心，向患者讲解疾病的病因、症状、治疗及预后，使患者积极配合治疗。

2.关节腔抽液的注意事项　护士安慰患者不要精神紧张，操作过程中不要随意伸曲患肢，以避免折针。

3.饮食护理　患者应多饮水,进食清淡、蛋白质丰富、含多种维生素的饮食,戒烟、酒。

4.肢体护理　待关节腔抽液后,关节肿胀消退,疼痛缓解,24h内少量活动,避免过度伸曲膝关节,之后,逐渐加强功能锻炼,避免关节功能障碍和肌肉失用性萎缩。

第八章　临床常见症状的康复护理

第一节　疼痛的康复护理

一、概述

现代医学所谓的疼痛,是一种复杂的生理心理活动,是临床上最常见的症状之一。它包括伤害性刺激作用于机体所引起的痛感觉,以及机体对伤害性刺激的痛反应[躯体运动性反应和(或)内脏自主性反应,常伴随有强烈的情绪色彩]。痛觉可作为机体受到伤害的一种警告,引起机体一系列防御性保护反应。但另一方面,疼痛作为报警也有其局限性(如癌症等出现疼痛时,已为时太晚)。而某些长期的剧烈疼痛,对机体已成为一种难以忍受的折磨。因此,镇痛是医务工作者面临的重要任务。

二、疼痛的分类

1.急性疼痛　通常指发生于伤害性刺激之后短期内的疼痛。如软组织及关节急性损伤疼痛,手术后疼痛,产科疼痛,急性带状疱疹疼痛,痛风。

2.慢性疼痛　包括慢性非癌性疼痛和慢性癌性疼痛。慢性疼痛的时间界限尚未统一,大多数学者认为在无明显组织损伤的前提下,持续3个月以上的疼痛为慢性疼痛。慢性疼痛常可导致患者出现焦虑和抑郁,严重影响其生活质量。如软组织及关节劳损性或退变疼痛,椎间盘源性疼痛,神经源性疼痛。

3.顽固性疼痛 三叉神经痛,疱疹后遗神经痛,椎间盘突出症,顽固性头痛。

4.癌性疼痛 晚期肿瘤痛,肿瘤转移痛。

5.特殊疼痛类 血栓性脉管炎,顽固性心绞痛,特发性胸腹痛。

6.相关学科疾病 早期视网膜血管栓塞,突发性耳聋,血管痉挛性疾病等。

7.疼痛程度的分类

(1)微痛:似痛非痛,常与其他感觉同时出现,如痒、酸麻、沉重、不适感等。

(2)轻痛:疼痛局限,痛反应出现。

(3)甚痛:疼痛较著,痛反应强烈。

(4)剧痛:疼痛难忍,痛反应强烈。

8.疼痛性质的分类

(1)钝痛:酸痛、胀痛、闷痛。

(2)锐痛:刺痛、切割痛、灼痛、绞痛。

9.疼痛形式的分类 ①钻顶样痛;②爆裂样痛;③跳动样痛;④撕裂样痛;⑤牵拉样痛;⑥压榨样痛。

三、康复评定

由于疼痛的病因复杂,因此应对患者进行全面的评估,除医学方面的评估外,还应包括社会心理学方面等的内容。

医护人员应根据有关疾病进行针对性询问,重点了解患者疼痛的特征,主要包括以下内容:

1.疼痛的部位　这是病史的重要部分,可要求患者指出疼痛的具体部位和描述疼痛的情况。

2.疼痛的时间　了解疼痛持续的时间,是否间歇性或持续性,有无周期性或规律性。

3.疼痛的性质　要求患者对疼痛性质进行描述,如刺痛、钝痛、触痛、酸痛、压痛等。描述疼痛性质时,让患者用自己的话正确表达其疼痛的感受。

4.疼痛的程度　可用疼痛评估工具判定患者疼痛的程度。

(1)面部表情量表法:它由6个卡通脸谱组成,从微笑开始(代表不痛)到最后痛苦的表情(代表无法忍受的疼痛)。依次评分0、2、4、6、8、10。

(2)数字评分法:用数字表示疼痛的程度。从0～10代表不同程度的疼痛。0无痛,1～3轻度疼痛;4～6中度疼痛;7～10重度疼痛。

5.缓解和加重疼痛的因素　这可能为病因或疾病诊断提供线索。

6.疼痛对患者的影响　疼痛是否伴有呕吐、头晕、发热等症状,是否影响睡眠、食欲、活动等,是否出现愤怒、抑郁等情绪改变。

四、疼痛的程度

世界卫生组织(WHO)将疼痛划分成以下5种程度

0度:不痛。

Ⅰ度:轻度痛,可不用药的间歇痛。

Ⅱ度:中度痛,影响休息的持续痛,需用止痛药。

Ⅲ度:重度痛,非用药不能缓解的持续痛。

Ⅳ度:严重痛,持续的痛伴血压、脉搏等变化。

五、康复护理

疼痛是痛苦的体验,康复护理应采取积极的措施,尽快减轻患者的疼痛。

(一)解除疼痛刺激源

如外伤引起的疼痛,应根据情况采取止血、包扎、固定等措施;胸腹部手术后因为咳嗽、深呼吸引起伤口疼痛,应协助患者按压伤口后,再鼓励咳痰和深呼吸。

(二)药物止痛药物

止痛是临床解除疼痛的主要手段。给药途径可有口服、注射、外用、椎管内给药等。止痛药分为非麻醉性和麻醉性两大类。非麻醉性止痛药如阿司匹林、布洛芬、阿咖片等,具有解热止痛功效,用于中等程度的疼痛,如牙痛、关节痛、头痛、痛经等,此类药大多对胃黏膜有刺激,宜饭后服用。麻醉性止痛药如吗啡、哌替啶等,用于难以控制的疼痛,止痛效果好,但有成瘾性和呼吸抑制的不良反应。

(三)心理康复护理

1.尊重并接受患者对疼痛的反应,建立良好的护患关系。护士不能以自己的体验来评判患者的感受。

2.解释疼痛的原因、机制,介绍减轻疼痛的措施,有助于减轻患者焦虑、恐惧等负性情绪,从而缓解疼痛压力。

3.通过参加有兴趣的活动,看报、听音乐、与家人交谈、深呼吸、放松按摩等方法分散患者对疼痛的注意力,以减轻疼痛。

4.尽可能地满足患者对舒适的需要,如帮助变换体位,减少压迫,做好各项清洁卫生护理,保持室内环境舒适等。

5.做好家属的工作,争取家属的支持和配合。

(四)中医疗法

如通过针灸、按摩等方法,活血化瘀,疏通经络,有较好的止痛效果。

（五）物理止痛

应用冷、热疗法可以减轻局部疼痛,如采用热水袋、热水浴、局部冷敷等方法。

第二节　排泄功能障碍的康复护理

一、概述

排泄是机体将新陈代谢的产物排出体外的生理过程,是人体的基本生理需要之一,也是维持生命的必要条件。人体排泄的途径有皮肤、呼吸道、消化道及泌尿道,其中消化道和泌尿道是主要的排泄途径。患者因疾病丧失自理能力或因缺乏有关的保健知识,使其不能正常进行排便、排尿活动时,护士应运用与排泄有关的护理知识和技能,帮助并指导患者维持和恢复正常的排泄状态,满足其排泄的需要,使之获得最佳的健康和舒适状态。

排泄活动是人的基本需要之一。排泄功能发生障碍,会导致患者出现各种不适,甚至导致全身疾病。因此,维持卧床患者正常的排尿、排便,是老年人护理中一个重要问题。

二、康复评定

（一）排尿的评估

1.正常排尿　　正常情况下,排尿受意识控制,无痛苦,无障碍,可自主随意进行。一般成人 24 小时尿量为 1000～2000ml。尿液呈淡黄色、澄清、透明,尿相对密度(比重)为 1.015～1.025,pH 为 5～7,呈弱酸性,静置一段时间后尿素分解产生氨,有氨臭味。

2.异常排尿

(1)次数和量

1)多尿:24 小时尿量超过 2500ml,见于糖尿病、尿崩症患者。

2)少尿:24 小时尿量少于 400ml,见于心脏、肾脏疾病和休克患者。

3)无尿或尿闭:24 小时尿量少于 100ml,见于严重休克、急性肾衰竭患者。

(2)颜色

1)血尿:肉眼血尿呈红色或棕色,见于泌尿系感染、结核等。

2)血红蛋白尿:呈酱油色或浓红茶色,隐血试验阳性,见于溶血性疾病等。

3)胆红素尿:呈深黄色或黄褐色,见于阻塞性黄疸等。

4)乳糜尿:因尿液中含有淋巴液呈乳白色,见于丝虫病。

5)透明度:尿中含有大量脓细胞、红细胞、上皮细胞、炎性渗出物时,呈混浊状,见于泌尿系感染。

(3)气味:新鲜尿有氨味,提示泌尿系感染;糖尿病酮症酸中毒时,因尿中含有丙酮,有烂苹果味。

(4)膀胱刺激征:每次尿量少,伴有尿频、尿急、尿痛,见于泌尿系感染。

3.影响正常排尿的因素

(1)年龄和性别:老年人因膀胱肌张力减弱,可出现尿频。老年男性前列腺肥大压迫尿道,可出现滴尿和排尿困难。

(2)饮食:大量饮水、茶、咖啡、酒类饮料或吃含有水分多的水果可出现尿量增多;摄入含盐较高的饮料或食物可使尿量减少。

(3)气候变化:寒冷的天气尿量增加;气温高时因排汗增多,尿量减少。

(4)排尿习惯:排尿姿势改变、时间是否充裕、环境是否合适等会影响排尿。

(5)心理因素:焦虑、紧张、恐惧可引起尿频、尿急或排尿困难。

（二）排便评估

1.大便鲜红带糊状，可能患急性出血性坏死性小肠炎，这是由于暴饮暴食或吃了不洁净的食物。

2.大便表面附着鲜红的血滴，不与大便混杂，常见于内痔、外痔和肛门裂。如果有血液附在大便表面，而且大便变成扁平带子形状，应去医院检查是否患直肠癌、乙状结肠癌、直肠溃疡等病。

3.大便暗红似果酱，并有较多的黏液，常患阿米巴痢疾。便中的阿米巴是一种寄生虫。患细菌性痢疾的患者，排出的大便也有黏液和血，但不像阿米巴痢疾患者的大便那样有恶臭味。

4.大便柏油样，又黑又亮，常是食管、胃、十二指肠溃疡病出血。血液本来是红色，当它进入消化道时，血中血红蛋白的铁与肠内的硫化物结合产生硫化铁，导致大便呈柏油样黑色（血量一般达60ml以上时才能呈黑便）。此外，食管静脉瘤出血、暴饮暴食后连续呕吐或食管和胃黏膜交界处血管破裂出血时也能见到黑色柏油样便。

5.大便灰白似陶土，表示胆汁进入肠道的通道已被阻塞，胆汁只好通过血液循环沉积于皮肤，使皮肤发黄。胆结石、胆管癌、胰头癌、肝癌等都是胆汁流入消化道的"拦路虎"。消化道内没有胆汁，大便呈灰白陶土样。

6.大便红白像鼻涕，俗称红白冻子，这是急性细菌性病疾的特点。它是一种脓、血、黏液的混合物。患有慢性结肠炎的患者，也会出现红白冻子。

7.大便呈白色油脂泡沫状，常是消化吸收不良的综合征。幼儿出现这种情况，称幼儿乳糜泻。

8.大便稀红，可能是大肠黏膜出血。若混有黏液、脓液，应检查大肠黏膜有无炎症。

三、康复护理

帮助卧床患者了解保持泌尿系统功能正常,排泄人体的代谢产物,以维持人体生理环境的稳定,对人体的健康是非常重要的。

(一)便盆使用护理

如果患者清醒,但虚弱无力,不自主地排泄大小便,可告知家人处理。便盆使用注意点:最好买医用便盆,用前要把便盆冲洗擦干净,冬天用前应用开水烫一下,协助患者脱裤过膝盖,并使其屈膝,一手托起患者的腰及骶尾部,另一手取出便盆,切勿使劲拖出或硬性塞入臀部,以免擦伤皮肤。倒便时观察大小便的量、颜色和形状,若有异常应及时报告医生。

(二)便盆使用自我护理

如果患者上肢可活动,且神志清醒并能配合护理,可在心理护理中应用积极的语言导向,鼓励患者自我护理。具体方法:可在床旁放置患者伸手可以拿到的专用便器(小巧、便利)。完成自我护理会使患者产生自信,提高患者的生活质量和心理状态。

(三)保证充足的液体摄入

正常成人每天液体需要量为 1200～1500ml,若患者出现发热、腹泻、呕吐等,则需增加液体摄入量;对于卧床患者,应鼓励每天摄入2000～3000ml 液体,以稀释尿液,防止出现泌尿系感染或结石。

(四)指导适当的运动

运动可增加腹部和会阴部肌肉的张力,有助于排尿。卧床患者活动受限,则应做局部肌肉的锻炼,指导患者有节律地做会阴部肌肉的收缩与放松活动,以增加会阴部肌肉的张力。

(五)维持正常排尿习惯

应尽可能地维持患者原有的排尿姿势、排尿时间、排尿环境等,以利于患者自我放松,减少因疾病卧床带来的焦虑和不安等影响排尿的因素。

（六）提供隐蔽排尿场所

隐蔽的环境,适当的遮挡患者,有利于患者自我放松。

（七）利用适当的暗示方法

可让患者听流水声,轻揉大腿内侧,用温水冲洗会阴部或温水坐浴等措施,均可促进排尿。

1.排尿的护理

（1）尿潴留:尿液存留在膀胱内不能自主排出称尿潴留。当尿潴留时,膀胱容积可增至 3000～4000ml,膀胱高度膨胀至脐部,下腹部膨隆、疼痛及压痛。排尿困难见于尿道或膀胱颈部阻塞,如前列腺肥大、肿瘤;排尿神经反射障碍,如膀胱肌肉麻痹、直肠或盆腔内手术后等;以及某些心理方面因素所引起。患者十分痛苦,应针对病因,实施有效的处理。如属机械性梗阻,给予对症处理;如属非机械性梗阻,可采用以下护理措施:

1）安慰患者,消除焦虑和紧张情绪。

2）取适当体位,病情许可应协助患者以习惯姿势排尿,如扶患者抬高上身。

3）按摩、热敷下腹部,以便解除肌肉紧张,促进排尿。

4）利用条件反射,诱导排尿,如听流水声或用温水冲洗会阴。

5）针灸治疗:针刺中极、曲骨、三阴交穴。

6）对于卧床患者,应训练其床上排尿,并给予一定的环境、心理支持。

（2）尿失禁:膀胱内尿液不能受意识控制而随时流出称尿失禁。可分为:①真性尿失禁。尿道括约肌损伤或神经功能失常;②充盈性尿失禁。膀胱内积有大量尿液,当膀胱压力超过尿道阻力时出现;③压力性尿失禁。见于老年妇女,当咳嗽、喷嚏、提举重物等造成腹内压增加时出现。应根据病情不同,采取相应的护理措施。

1）主动安慰、关心患者,并提供帮助,消除患者羞涩、焦虑、自卑等情绪。

2)保持患者会阴部清洁干燥,做好皮肤护理。应用接尿装置:女患者可用女士尿壶紧贴外阴接取尿液,男患者可用阴茎套连接集尿袋,接取尿液,但此法不宜长期使用。

3)指导患者进行收缩和放松会阴部肌肉的锻炼,加强尿道括约肌的作用,恢复控制排尿功能。每 2~3 小时送一次便器以训练有意识地排尿。

4)排尿时采取正确体位,指导患者自己用手轻按膀胱,并向尿道方向压迫,将尿液排空。对夜间尿频者,晚餐后可适当限制饮水量。

5)长期尿失禁患者,必要时可在医院留置导尿管。

(3)留置导尿管护理:因尿失禁而留置导尿管,需保持会阴部清洁干燥。保持引流通畅,避免导尿管受压、扭曲、堵塞;患者翻身及床上功能锻炼时妥善安置导尿管及集尿袋,以防导尿管脱出。保持尿道口清洁:女患者每天用消毒液棉球擦洗外阴和尿道口,男患者擦洗尿道口、龟头及包皮,1~2 次/天。每天定时更换集尿袋,及时倾倒,并记录尿量。集尿袋位置低于耻骨联合,防止尿液反流。每周更换尿管一次,防止逆行感染和尿盐沉积堵塞管腔。鼓励患者多饮水,发现异常应及时报告医生。

2.排便的护理

(1)腹泻:虽然一天排便数次,如为有形便则不是腹泻。腹泻为水样便(含 80％以上的水分),原因有肠内腐败物质异常发酵、感染、神经过敏等使肠蠕动亢进,水分再吸收下降。持续腹泻导致脱水、营养不良等。

腹泻的护理:如有腹泻应观察其排便次数、大便形状,了解是否服用过缓泻药、与饮食有无关系以及是否脱水等。应进易消化饮食,避免吃纤维多、易发酵、过冷或过热及刺激性的食品,腹部要保暖。便后用柔软的纸轻轻按压着擦,用温水清洗保持肛门周围的清洁。预防脱水,应给予茶水或碱性饮料,少量多次饮用。

（2）便秘：便秘的原因及影响：便秘是指 4 天未排便，或每天排便但量少且干硬，便后仍感到有残留便未排出。其原因多为患者消化液分泌减少、胃肠运动减慢、消化功能降低等生理原因外还受心理因素影响，如抑郁、恐惧、高度紧张、情绪激动等会使大脑功能紊乱，对排泄失控。此外还受因病卧床、环境突然改变、场合不适宜排便、饮食及水分摄入不足、运动不足等影响。便秘可引起腹部不适、腹胀、食欲缺乏、头痛、影响睡眠、易疲劳，应及早采取对策。

便秘的护理：养成排便习惯：早餐后养成排便的习惯，有便意时不要控制不去排便，排便的体位最好是坐位，对卧床者如能坐起也应采取坐位。如有可能每天要散步、做操、进行腹肌训练，也可距脐周 3cm 处用手在腹部进行顺时针按摩。便秘严重时遵医嘱用缓泻剂，如粪便干硬，阻塞直肠下部靠近肛门口处时，可在橡胶手套上涂上润滑剂，沿尾骨慢慢抠出。当肠内粪便排空后，2～3 天没有大便是正常的，排便后要观察患者病情及与排泄状况；有规律地进食适量的食物，应养成习惯。饮食有充足的水分（如汤类），多吃纤维丰富的食品。

（3）大便失禁：多因卧床状态导致腹内压无力，使大便滞留在直肠内不能完全排净，残留的大便溢出，每天几次不规律排便。应用尿布并经常更换，保持肛门周围清洁。

第九章　骨科常见疾病护理

第一节　肱骨干骨折

【概述】

肱骨干骨折是发生在肱骨外科颈下 1~2cm 至肱骨髁上 2cm 段内的骨折。直接暴力和间接暴力均可造成肱骨干骨折，直接暴力常由外侧打击肱骨干中段，致横行或粉碎性骨折。间接暴力常由于手部着地或肘部着地，力向上传导，加上身体倾倒所产生的剪式应力，导致中下 1/3 骨折。有时因投掷运动或"掰腕"也可导致中下 1/3 骨折，多为斜行或螺旋形骨折。肱骨干中、下 1/3 交界处后外侧有桡神经自内上斜向外下行走，此处骨折易伤及桡神经。肱骨干骨折常见于青年人和中年人，肱骨近端的骨折，尤其是嵌插和位移性骨折多见于老年人。

【临床表现】

1.有外伤史。

2.伤侧上肢疼痛、肿胀、畸形、皮下瘀斑及功能障碍。肱骨干可出现假关节活动、骨擦感、患肢短缩等。肱骨干中下 1/3 段骨折易发生桡神经损伤。肱骨骨折的主要并发症是由于撕裂、横断或痉挛而引起的桡神经损伤和肱动脉损伤。合并桡神经损伤可出现垂腕、各手指掌指关节不能背伸，拇指不能伸，前臂旋后障碍；手背桡侧皮肤感觉减弱或消失等表现。

3.辅助检查：X 线检查可确定骨折的部位、类型和移位方向，可见骨折线。

【治疗原则】

1.无移位骨折　夹板或石膏固定 3～4 周。

2.有移位的骨折　采用手法整复后行夹板固定或石膏外固定。成年人固定 6～8 周,儿童固定 3～5 周。肱骨中、下 1/3 骨折固定时间适当延长,X 线复查有足够骨痂生长之后,才能解除固定。

3.手术治疗　适用于开放性骨折、陈旧性骨折不愈合或畸形愈合、手法复位失败者。对开放性骨折合并桡神经损伤者,可行手术切开复位、桡神经探查术;闭合性骨折合并桡神经损伤者,可先观察 2～3 个月,如无恢复迹象且有手术指征者,可手术探查。

【护理评估】

了解患者受伤的原因、部位和时间、受伤时的体位和环境,外力作用的方式、方向与性质,伤后患者功能障碍及伤情发展情况、急救处理经过等。评估患者全身情况,有无其他合并损伤及威胁生命的并发症,如有无头部、胸部、腹部及泌尿系统的损伤。观察患者有无脉搏加快、脉弱、皮肤湿冷、呼吸浅快、血压下降、尿少、意识障碍等低血容量性休克的症状。检查局部骨折部位有无出血、肿胀、触痛或被动伸指疼痛、畸形、肢体短缩等;伤肢的活动及关节活动范围,有无异常活动、骨擦音、活动障碍等;开放性损伤的范围、程度和污染情况,破损处是否与骨折处相通;末梢感觉和循环情况,如骨折远端肢体的皮温、有无感觉异常、毛细血管再充盈时间、有无脉搏减弱或消失等。

【护理要点及措施】

1.开放性骨折的患者需观察和监测生命体征,如有继发出血及时报告医生并配合医生及时处理。

2.协助患者做好术前相关检查工作:如影像学检查、心电图检查、X线胸片、血液检查、尿便检查等。

3.做好术前指导

(1)备皮、洗澡、更衣,做好胃肠道准备、抗生素皮试等。

（2）术前 1d 晚 22:00 后禁食、水，术晨取下义齿，贵重物品交家属保管等。

（3）嘱患者保持情绪稳定，必要时遵医嘱给予镇静药物，以保证充足的睡眠。

4.术后护士严密观察患者生命体征的变化，包括体温、血压、脉搏、呼吸，并准确记录生命体征。

5.观察伤口渗血及末梢血供情况，颜色是否发白或青紫，温度是否降低，感觉是否麻木，有无肿胀及桡动脉搏动。绷带松紧度。

6.疼痛护理：评估疼痛程度，采取相应的措施。必要时按医嘱给予镇痛药物，并注意观察药物效果及有无不良反应发生。

7.基础护理：协助患者生活护理等，指导并鼓励患者做些力所能及的自理活动。

8.饮食护理：给予高蛋白、高维生素、高钙及粗纤维饮食。

9.体位护理及功能锻炼

（1）术后应用颈腕吊带制动，抬高患肢。

（2）麻醉恢复后即开始指、掌、腕关节活动，平卧时可做肘关节屈伸练习。

（3）2～3 周后开始练习肩关节活动。

（4）解除外固定后全面练习肩关节，如划圆圈（肩关节环转）、肩内旋；肩外展外旋（举臂摸枕后）；肩外展、内旋、后伸（即用患侧手指背侧触摸腰部）；肩内收、外旋（患侧手横过面部触摸健侧耳朵）；划船动作。

10.心理护理：护理人员应对患者关心、体贴，日常生活中主动给予必要的帮助。督促鼓励患者自己料理生活。做力所能及的事情，如整理床铺、衣物，个人清洁卫生等。有利于树立患者信心，还能促使其由患者角色向健康人角色转变，为痊愈出院做好心理准备。

【健康教育】

1.手法复位行外固定患者，指导其进行肌肉等长收缩训练，握拳伸掌运动。

2.告知患者出院后继续功能锻炼的意义及方法,指导患者出院后继续上肢功能锻炼。防止出现两种倾向:一种是放任自流,不加强锻炼;另一种是过于急躁,活动幅度过大,力量过猛,造成软组织损伤。

3.饮食调养:多食高蛋白、高维生素、含钙丰富、刺激性小的食物。

4.注意休息,保持心情愉快,勿急躁。

5.复查时间及指征:术后 1 个月、3 个月、6 个月需进行 X 线摄片复查,了解骨折愈合情况。有内固定者,于骨折完全愈合后取出。对于手法复位外固定患者,如出现下列情况须随时复查:骨折处疼痛加剧,患肢麻木,手指颜色改变,温度低于或高于正常等。

第二节　胫骨平台骨折

【概述】

胫骨平台是膝关节的重要结构,一旦发生骨折,造成内、外侧胫骨平台关节面不平、受力不均,将产生骨关节炎改变。由于胫骨平台内外侧分别有内、外侧副韧带,平台中央有胫骨髁间棘,其上有交叉韧带附着,当胫骨平台骨折时,常发生韧带及半月板的损伤。胫骨平台骨折可由间接暴力或直接暴力引起。可分为以下类型:单纯胫骨外髁劈裂骨折、外科劈裂合并平台塌陷骨折、单纯平台中央塌陷骨折及内侧平台骨折等。

【临床表现】

1.患者膝部疼痛、肿胀、不能负重。

2.辅助检查:X 线检查可以显示骨折的类型和移位情况。CT 和 MRI 检查有助于了解关节面损伤程度及韧带、半月板损伤的诊断。

【治疗原则】

1.非手术治疗　适用于无移位的或不全的平台骨折;伴有严重的内科疾病;老年人骨质疏松患者的不稳定外侧平台骨折;感染性骨折患者;严重污染的开放骨折。多采取石膏、骨牵引、闭合复位等治疗。

2.手术治疗　适用于胫骨平台骨折；开放胫骨平台；胫骨平台骨折合并骨筋膜间室综合征；合并急性血管损伤；可导致关节不稳定的外侧平台骨折。治疗方法：切开复位内固定术，合并膝关节韧带损伤除处理骨折外，韧带损伤可同时修补。

【护理评估】

了解患者受伤的原因、部位和时间、受伤时的体位和环境，外力作用的方式、方向与性质，伤后患者功能障碍及伤情发展情况、急救处理经过等。评估患者全身情况，有无其他合并损伤及威胁生命的并发症，如有无头部、胸部、腹部及泌尿系统的损伤。观察患者有无脉搏加快、脉弱、皮肤湿冷、呼吸浅快、血压下降、尿少、意识障碍等低血容量性休克的症状。检查局部骨折部位有无出血、肿胀、触痛或被动伸指疼痛、畸形、内旋或外旋、肢体短缩等；伤肢的活动及关节活动范围，有无异常活动、骨擦音、活动障碍等；开放性损伤的范围、程度和污染情况，破损处是否与骨折处相通；末梢感觉和循环情况，如骨折远端肢体的皮温、有无感觉异常、毛细血管再充盈时间、有无脉搏减弱或消失等。

【护理要点及措施】

1.有外伤的患者需观察和监测生命体征，评估有无威胁生命的并发症，如有无头部、胸部、腹部及泌尿系统的损伤等并发症。

2.协助患者做好术前相关检查工作：如影像学检查、心电图检查、X线胸片、血液检查、尿便检查等。

3.做好术前指导

（1）备皮、洗澡、更衣，做好胃肠道准备、抗生素皮试等。

（2）术前1d晚22：00后嘱患者禁食、水，术晨取下义齿，贵重物品交家属保管等。

（3）嘱患者保持情绪稳定，避免过度紧张焦虑，必要时遵医嘱给予镇静药物，以保证充足的睡眠。

4.严密观察患者生命体征的变化，包括体温、血压、脉搏、呼吸，并准确记录生命体征。

5.严密观察肢体肿胀程度、感觉、运动功能及血液循环情况,警惕骨筋膜室综合征的发生。

6.观察伤口周围敷料渗出情况,渗出物性质、量、颜色、气味,及时更换敷料,保持清洁干燥。

7.基础护理:协助患者洗漱、进食及排泄等,指导并鼓励患者做些力所能及的自理活动。

8.饮食护理:给予高蛋白、高维生素、高钙及粗纤维饮食。

9.体位护理及功能锻炼

(1)抬高患肢,高于心脏平面 10°～15°。

(2)护士应注意观察术后放置伤口引流管患者引流液的性质、颜色及引流量,避免引流管及接头扭曲、松脱,如有血凝块堵塞引流管时,可挤压引流管使血块排出,以免影响引流效果。

(3)指导患者主动锻炼:每日按时进行股四头肌等长收缩锻炼,以不感到疲劳为宜。

(4)指导患者被动锻炼:髌骨按摩活动,每组 10～30 次,每天 2～3 组,防止髌骨与关节面粘连;术后第 2 天可遵医嘱行 CPM 康复锻炼。

10.心理护理:护理人员应对患者关心、体贴,日常生活中主动给予必要的帮助。督促鼓励患者自己料理生活。患者卧床期间可完成力所能及的事情,如个人卫生清洁、床上进餐等。这样做既能锻炼肢体功能,又是对患者本人的一种良性刺激,有利于树立信心和希望,还能促使其由患者角色向健康人角色转变,为痊愈出院做好心理准备。

【健康教育】

1.定期复查,发现患肢血液循环、感觉、运动异常,请及时就医。

2.加强营养,多食优质蛋白含量高的食物,富含维生素的水果、蔬菜以补充机体所需,促进骨折愈合。但应适当控制体重,以减轻肢体负荷。

3.正确使用双拐,扶拐下床不负重活动,随着骨折愈合的强度增加逐步增加肢体负重,并可做小腿带重物的伸膝抬举训练,以加强股四头肌肌力,增加膝关节的稳定度。下床时应有保护,防止摔倒造成二次损伤。

4.保持心情愉快,按时作息,劳逸适度。

5.骨折内固定患者根据复查时骨折愈合情况,确定取内固定时间。

第三节　股骨颈骨折

【概述】

股骨颈骨折是指股骨头下端至股骨颈基底部之间的骨折。多发生在中、老年人,与骨质疏松导致的骨质量下降有关。患者的平均年龄在60岁以上,年龄越高,骨折愈合越困难。骨折部位常承受较大的剪力,骨折不愈合率较高,为10%～20%。由于股骨头血液供应的特殊性,骨折时易使主要供血来源阻断,不但影响骨折愈合,且有可能发生股骨头缺血坏死及塌陷的不良后果,发生率为20%～40%。

【临床表现】

1.畸形:患肢多有轻度屈髋屈膝及外旋畸形。

2.疼痛:移动患肢时髋部疼痛明显。在患肢足跟部或大粗隆部叩击时,髋部感疼痛。

3.功能障碍:移位骨折患者在伤后不能坐起或站立。

4.肿胀、患肢短缩。

5.按 X 线表现分类。

(1)内收骨折:股骨头呈内收,骨折远端向上移位,骨折线的 Pauwels 角>50°,此种骨折线间的剪力大,骨折不移位,多有移位,而且关节囊破坏力较大,因而愈合率较低,股骨头坏死率高。

(2)外展骨折:两骨折端呈外展关系,位置稳定,骨折线的 Pauwels 角<30°,此种骨折线间的剪力小,骨折较稳定,因而愈合率较高。

6.辅助检查:X 线检查以明确骨折的部位、类型、移位情况。

【治疗原则】

1.非手术治疗：皮牵引或防旋鞋治疗；骨牵引逐渐整复法；功能锻炼。

2.股骨颈骨折的最佳治疗方法是复位内固定术，只要复位满意，大多数固定方法都可获得较高愈合率。骨折内固定方法要求固定坚强、方法简单，对血供破坏少，符合局部生物力学要求。所以股骨颈骨折的治疗原则是：早期无创伤复位，合理固定，早期功能康复。

（1）经皮空心钉内固定术：适用于老年患者中对于骨密度尚好者，50岁以下尤其是青壮年的股骨颈头下型或头颈型骨折。

（2）钉板内固定：几乎适用于老年患者各型股骨颈骨折，尤其是外侧皮质的骨质疏松或粉碎相当严重，空芯钉难以把持的骨折。

（3）股骨颈骨折人工股骨头置换术：适用于生理年龄偏大（一般在70岁以上），不能耐受卧床尤其是不能耐受二次手术的高龄患者并存在局部或全身疾病者，或合并髋关节骨折脱位者等。

（4）人工全髋关节置换术：适用于年龄小于70岁，平时身体状况尚好，活动量偏大、股骨颈头下型骨折者，或合并髋关节骨折脱位等。

【护理评估】

了解患者受伤的原因、部位和时间、受伤时的体位和环境，外力作用的方式、方向与性质，伤后患者功能障碍及伤情发展情况、急救处理经过等。评估患者全身情况，有无其他合并损伤及威胁生命的并发症，如有无头部、胸部、腹部及泌尿系统的损伤。观察患者有无脉搏加快、脉弱、皮肤湿冷、呼吸浅快、血压下降、尿少、意识障碍等低血容量性休克的症状。检查局部骨折部位有无出血、肿胀、触痛或被动伸指疼痛、畸形、内旋或外旋、肢体短缩等；伤肢的活动及关节活动范围，有无异常活动、骨擦音、活动障碍等；开放性损伤的范围、程度和污染情况，破损处是否与骨折处相通；末梢感觉和循环情况，如骨折远端肢体的皮温、有无感觉异常、毛细血管再充盈时间、有无脉搏减弱或消失等。老年患者评估相关内科疾病。

【护理要点及措施】

1.评估有无威胁生命的并发症,如有无头部、胸部、腹部及泌尿系统的损伤等并发症。

2.协助患者做好术前相关检查工作:如影像学检查、心电图检查、X线胸片、血液检查、尿便检查等。

3.做好术前指导

(1)备皮、洗澡、更衣,做好胃肠道准备、抗生素皮试等。

(2)嘱患者术前 1d 晚 22:00 后禁食、水,术晨取下义齿,贵重物品交家属保管等。

(3)嘱患者保持情绪稳定,避免过度紧张焦虑,必要时遵医嘱给予镇静药物,以保证充足的睡眠。

4.严密观察患者生命体征的变化,包括体温、血压、脉搏、呼吸,并准确记录生命体征。

5.观察骨折处疼痛、肿胀、皮肤色泽、软组织损伤、伤口污染及出血情况等,判断是否为开放性骨折。观察足趾感觉、运动,了解有无神经损伤。

6.伤口周围敷料渗出情况,渗出物性质、量、颜色、气味,及时更换敷料,保持清洁干燥。

7.基础护理:协助患者洗漱、进食及排泄等,指导并鼓励患者做些力所能及的自理活动。

8.饮食护理:给予高蛋白、高维生素、高钙及粗纤维饮食。

9.体位护理及功能锻炼

(1)向患者及家属说明保持正确体位是治疗骨折的重要措施之一,以取得配合。

(2)术后患者麻醉恢复后即开始进行股四头肌等长收缩及距小腿关节主动背屈和环绕活动,白天不少于每小时 10 次。

(3)术后 24h,可做股四头肌等长收缩练习及臀部肌肉收缩练习和引体向上运动。

(4)术后 2～3d,当 24h 引流液低于 50ml 拔除伤口引流管后,做髋、膝关节被动屈伸练习,髋关节活动度为 25°,膝关节活动度为 40°。

(5)术后 3d 开始被动活动。活动度从 30°～40°开始,以后每天增加 5°～10°。

(6)术后 1 周,患者坐位练习伸髋、屈髋、屈髋位旋转,并可立位练习髋关节伸展、骨盆左右摇摆、屈髋、旋转练习。

(7)术后 3～7d 根据手术方式及患者体力恢复情况下地活动或使用助行器步行练习。

(8)正确搬运:患者手术后回病房时,由于麻醉苏醒过程中患者易发生躁动,再加之下肢肌肉松弛,行髋关节置换或股骨头置换的患者如搬运不当,易引起脱位。因此,搬运过程中,一定要严格将患肢置于外展位。方法是一医护人员托住患侧的髋部和下肢,使患肢保持外展中立位,另一人托住健侧髋部和健肢,其余人协助将患者放于床上,注意要同步进行,严防动作不协调而致关节脱位。

10.并发症的观察与护理

(1)预防坠积性肺炎:教会患者正确的咳痰方法,鼓励自行排痰;卧床患者每 2～3 小时翻身叩背 1 次刺激患者将痰咳出;对张口呼吸者用 2～3 层湿纱布盖于口鼻部以湿润空气;借助吊环行引体向上练习,预防坠积性肺炎;对低效咳痰者每 2～3 小时给予翻身、叩背,刺激咳痰;痰液黏稠者给予雾化吸入,以稀释痰液。注意保暖,避免受凉。

(2)预防心脑血管意外及应激性溃疡:多巡视,尤其在夜间。若患者出现头痛、头晕、四肢麻木、表情异常(如口角偏斜)、健侧肢体活动障碍;心前区不适和疼痛、脉搏细速、血压下降;腹部不适、呕血、便血等症状,应及时报告医生紧急处理。

(3)预防深静脉血栓:肢体肿胀程度、肤色、温度、浅静脉充盈情况及感觉可反应下肢静脉回流情况;将患肢抬高 20°～25°,避免患肢受压,尤其是避免腘窝受压,避免过度屈髋,以促进静脉回流;认真听取患者主诉,严密观察以上指标,必要时测双下肢同一平面周径,发现异常及时汇报、及时处理。

(4)预防压疮:年老体弱、长期卧床的患者,要特别注意受压部位皮肤,给予气垫床或垫海绵垫,同时教会患者引体向上练习方法预防压疮发生。

(5)预防泌尿系感染:指导患者每天饮水 1500ml 以上。不能进食者,及时行肠外补充。定时清洗外阴、肛门,鼓励患者多饮水增加排泄,达到预防感染的目的。

(6)预防意外伤害:老年患者创伤后,有时出现精神障碍,护士应对每位患者进行评估,如有创伤性精神障碍发生者,应及时给予保护性措施,如加双侧床挡和应用约束带等,防止坠床,意外拔管等。24h 不间断看护。躁动严重者,遵医嘱给予药物治疗。

【健康教育】

1.饮食:多进食含钙质的食物,防止骨质疏松,但应控制体重增加。

2.活动:避免增加关节负荷量,如长时间站或坐、长途旅行、跑步、爬山等。

3.日常生活:注意不坐矮凳或软沙发,不跷"二郎腿",不盘腿,禁止蹲位,不侧身弯腰或过度前弯腰。下床方法:先移身体至健侧床边,健侧先离床并使足部着地,患肢外展屈髋小于 45°,由他人协助抬起上身,使患肢离床并使足部着地,再扶住助行器站立。上楼梯时,健肢先上,拐随其后或同时跟进。下楼梯时,拐先下,患肢随后,健肢最后,屈髋角度避免大于 90°。洗澡用淋浴不可用浴缸;如厕用坐便器不用蹲式。患者翻身两腿间应夹一个枕头,取物、下床的动作应避免内收屈髋。

4.功能锻炼:①术后 6~8 周内屈髋不应超过 90°,且以卧、站或行走为主,坐的时间尽量缩短。可以进行直腿抬高、髋关节的伸展及外展练习、单腿平衡站立练习,直至术侧下肢能单腿站立。②患者使用助行器行走 6 周后再改为单拐或手杖辅助行走 4 周,然后逐渐弃拐行走。

5.预防感染:关节局部出现红、肿、痛及不适,应及时复诊。

6.遵医嘱定期复查,完全康复后,每年复诊 1 次。

第四节　骨盆骨折

【概述】

骨盆骨折是指骨盆壁的一处或多处连续性中断。发病率占全身骨折的 1%～3%,是临床上较多见骨折之一。常见的病因是外伤,如压砸、轧碾、撞挤和高处坠落等;其次为肌肉的撕脱伤。骨盆骨折多为直接暴力撞击挤压骨盆或从高处坠落冲撞所致,运动时突然用力过猛,起于骨盆的肌肉突然猛烈收缩,亦可造成其起点处的骨盆撕脱骨折。骨盆骨折常为多发伤中的一个损伤。多发伤中有骨盆骨折者为 20%,机动车创伤中有骨盆骨折者为 25%～84.5%。损伤后的早期死亡主要是由于大量出血、休克多器官功能衰竭与感染等所致。在严重的骨盆创伤的救治中,防止危及生命的出血和及时诊断治疗合并伤,是降低病死率的关键。

【临床表现】

1.骨盆骨折典型的临床表现是疼痛广泛,活动下肢或坐位时加重。

(1)局部肿胀,在会阴部、耻骨联合处可见皮下瘀斑,压痛明显。

(2)从两侧髂嵴部位向内挤压或向外分离骨盆环,骨折处均因受到牵扯或挤压而产生疼痛(骨盆挤压分离试验)。

(3)患侧肢体缩短,从脐至内踝长度患侧缩短。但从髂前上棘至内踝长度患侧常不缩短,股骨头中心脱位的例外。在骶髂关节有脱位时,患侧髂后上棘较健侧明显凸起,且与棘突间距离也较健侧缩短,表示髂后上棘向后、向上、向中线移位。

(4)全身情况:出血多时,即表现神志淡漠、皮肤苍白、四肢厥冷、尿少脉快、血压下降等失血性休克征象,多为伴有血管损伤内出血所致。

2.并发症的表现

(1)腹膜后血肿:腰背部瘀斑,腹部叩诊呈浊实音,但无移动性浊音,严重者休克。

(2)腹腔内脏损伤:分为实质性和空腔脏器损伤。表现为腹痛、腹膜刺激征阳性,腹腔穿刺可抽出不凝血等。实质性脏器损伤为肝肾与脾破裂,表现为腹痛与失血性休克;空腔脏器损伤可见肠爆破穿孔或断裂,表现为急性弥漫性腹膜炎。护士应注意观察,认真倾听患者的主诉,详细进行身体评估,以协助鉴别诊断是腹膜后血肿或腹腔内脏损伤。

(3)膀胱、后尿道损伤:出现血尿,不能自排小便及下腹部疼痛;导尿时,导尿管难以进入膀胱,并引出血尿;向尿管中注入生理盐水后回抽液体量显著减少。

(4)直肠损伤:大便带血,排便困难及腹膜刺激征阳性等。

(5)腰骶神经和坐骨神经损伤:会阴区、下肢麻木及下肢运动障碍等。

3.辅助检查

(1)X线检查:以明确骨折及脱位的部位、类型、移位程度。

(2)CT检查:进一步了解骨折的移位情况。

(3)B超检查:了解有无内脏损伤。

【治疗原则】

骨盆骨折的多发伤患者的治疗原则是:首先治疗危及生命的颅脑、胸、腹损伤,其次是设法保留损伤的肢体,而后及时有效地治疗包括骨盆骨折在内的骨与关节的损伤。

1.非手术治疗 骨盆骨折非手术治疗是传统的治疗方案,包括卧床、手法复位、下肢骨牵引和骨盆悬吊牵引。

2.手术治疗 根据骨折部位采取相应的手术方式:骶骨骨折及骶髂关节脱位的后路内固定术;垂直剪切骨折的后路开放内固定术;骶髂关节前路稳定术;耻骨联合分离的钢板螺钉内固定术;骶骨骨折髂骨间棒固定术等。

【护理评估】

评估患者生命体征是否平稳,了解有无创伤性和失血性休克。了解受伤原因,受伤时的体位及环境,伤后功能障碍的发展情况,急救处理的经过,搬运的方式。检查骨盆局部患侧髂后上棘是否较健侧突起,局部有无肿胀,会阴部皮下有无瘀斑;双手向骨盆中线挤压或向两侧分离髂嵴,是否出现伤处的明显疼痛或骨擦感;从剑突到双侧髂前上棘的距离是否对称,或从脐到内踝长度是否缩短,患者能否坐起。有无尿液渗漏,有无大便失禁等。

【护理要点及措施】

1.观察患者伤后生命体征,神志、精神状态,建立 2 条以上静脉通道,及时做好休克的急救和护理。

2.心理护理:骨盆骨折多为高能量损伤,起病急,病情变化快,多伴有功能障碍,因此,患者常有不同程度的恐惧感,迫切想了解病情,担心自己会致残。护理人员应向患者讲解疾病的相关知识、发展规律,以减轻患者思想负担,积极配合治疗。同时,护理人员应以娴熟的抢救技术积极配合医生控制病情恶化,取得患者及家属的信任。

3.向患者介绍特殊检查、治疗注意事项,术前准备和术后护理要点,做好深呼吸和有效咳痰训练。

4.合并尿道损伤的护理:患者会阴部瘀紫肿胀,男性患者阴囊会明显肿胀,应给予纱布扶托。行留置导尿的患者每日给予会阴擦洗,保持会阴部清洁;聚维酮碘棉签消毒尿道口,减少分泌物;遵医嘱行 1∶5000 呋喃西林溶液膀胱冲洗;隔日更换尿袋。

5.协助患者做好术前相关检查:影像学检查、心电图检查、超声、血液尿便检查

6.做好术前护理及指导:嘱患者保持稳定情绪,避免过度紧张焦虑。备皮后给予清洗会阴部,擦澡,更换病号服。准备好术前所需物品如一次性尿垫、浴巾、吸管等。术前晚 10:00 以后嘱患者禁食、水,处理

大便,必要时遵医嘱给予肥皂水灌肠。术晨取下义齿,身边贵重物品由家属保管。

7.术后严密观察患者生命体征的变化,特别是脉搏、血压的变化。观察并记录生命体征,1/4h。

8.皮肤及体位的护理:给予患者应用气垫床,必要时给予骶尾部垫硅胶垫。评估全身皮肤,有擦伤的部位应用生理盐水清理后贴保护膜。搬动患者时应由多人平行托起,尽量减少大幅度搬动患者。固定引流管。

9.预防并发症的护理:术后遵医嘱给予患者雾化吸入,协助排痰,预防肺部感染。遵医嘱给予低分子肝素钙皮下注射,双下肢着弹力袜,预防下肢深静脉血栓。协助患者变换体位,按摩受压部位皮肤,预防压疮。每日给予膀胱冲洗,保持尿道口清洁,防止泌尿系感染。指导患者多食含粗纤维较多的蔬菜水果,保持大便通畅。

10.基础护理:保持床单位干燥、整洁,给予晨晚间护理。

11.专科护理

(1)行内固定患者,术后注意观察伤口的渗血情况和伤口引流管情况,保持伤口引流管通畅,及时引流出伤口积血,预防感染。

(2)预防钉道感染。外固定支架经皮固定患者,钢钉部分裸露于皮肤之外,易发生钉道感染。护理中注意保持外固定架针眼处皮肤清洁消毒,用聚维酮碘消毒后用无菌纱布缠绕包裹。

(3)双下肢给予软枕抬高,保持功能位。若有神经损伤的患者,双足给予软枕垫起,保持双足功能位,防止足下垂。

12.术后功能锻炼

(1)未影响骨盆环完整的骨折:早期可在床上做上肢伸展运动及下肢肌肉收缩活动;1周后可进行半卧位及坐立练习,同时做髋关节、膝关节的伸屈运动;4~6周或以后下床站立并缓慢行走,逐日加大活动量,然后再练习正常行走及下蹲。

（2）影响骨盆环完整的骨折：伤后无并发症患者卧硬板床，同时进行上肢锻炼；2周后开始练习半卧位。并进行下肢肌肉收缩的锻炼，以保持肌力，预防关节僵硬；3周后在床上进行髋关节、膝关节的锻炼，由被动逐渐过渡到主动锻炼；6～8周或以后拆除牵引固定，扶拐行走；12周后逐渐弃拐行走。

（3）有腰骶或坐骨神经损伤者，鼓励并指导患者尽早做肌肉锻炼，定时按摩、理疗，促进局部血液循环，防止失用性肌萎缩及足下垂，保持距小腿关节功能位，防止跟腱挛缩畸形。

【健康教育】

1.轻症无移位骨折回家疗养者，要告知患者卧床休息的重要性，禁止早期下床活动，防止骨折发生移位。

2.对耻骨联合分离而要求回家休养的患者，应告知禁止侧卧，并教会其家属如何正确使用骨盆兜，以及皮肤护理、会阴清洁的方法，预防压疮和泌尿系感染。

3.对骨盆内固定术后出院患者，嘱患者出院后第1个月、3个月定期复查，检查内固定有无移位及骨折愈合等情况。

4.指导患者按康复计划进行功能锻炼，首次下床时，多数患者会出现眩晕等直立性低血压表现，嘱患者在床边站立5min以上未出现头晕现象再行走。

5.生活规律，合理安排饮食；适当控制体重。

6.保持心情愉快和充足睡眠；提高体质，促进骨折愈合。

第五节　颈椎病

【概述】

颈椎病是由于颈椎间盘退变及其继发性椎间关节退行性改变刺激或压迫相邻脊髓、神经、血管等组织，并引起症状及体征的一类疾病。

主要有以下原因,颈椎退行性变是最基本病因。随着年龄的增长,椎间盘髓核中蛋白多糖减少,于是保持水分功能减退,纤维排列紊乱,出现裂纹和断裂,颈椎间盘退变到一定程度,可影响脊髓、神经,产生相应症状。慢性劳损为最常见原因,各种超过正常范围的过度活动带来的损伤,如不良的睡眠、枕头的高度不当,反复落枕者、长期从事屈颈工作者患病率较高,有些不适当的体育锻炼也会增加发病率,如不得法的倒立、翻筋斗等。急性损伤指在颈椎退变、失稳的基础上,头颈部的外伤更易诱发颈椎病的产生与复发。患者往往在轻微外伤后突然发病,而且症状往往较重,合并骨折、脱位者则给治疗增加困难。

【临床表现】

1.神经根型颈椎病 此型最多见,占 50%~60%。由于颈椎间盘突出、骨质增生、钩椎关节退变,对脊髓神经根造成压迫和刺激。表现为颈肩背部经常酸痛、僵硬。常常"落枕",手指麻木,从颈部向手腕部放射。

2.脊髓型颈椎病 此型最严重,占 10%~15%。患者出现上肢或下肢麻木无力、僵硬、双足踩棉花感,足尖不能着地,双手精细动作笨拙,后期出现尿频或大小便功能障碍。

3.椎动脉型颈椎病 由于颈椎退变机械性压迫所致颈椎节段性不稳,使椎动脉狭窄、折曲或痉挛造成基底动脉供血不全,出现头痛、耳鸣、听力减退、突然性眩晕而猝倒症状。

4.交感型颈椎病 患者常感颈项痛,头痛、头晕、面部或躯干麻木发凉、痛觉迟钝,心律失常,亦可听力减退、记忆力减退、视觉障碍或眼部胀痛、失眠等。

【治疗原则】

1.非手术治疗 包括颈椎牵引、理疗、改善不良工作体位、睡眠姿势和药物治疗,药物治疗多用消炎镇痛类、扩血管、维生素类、改善脑组织代谢类药。

2.手术治疗　手术依据颈椎病病理及临床情况决定行颈椎前路或后路手术。

【护理评估】

了解家族中有无颈椎病发病者,患者有无肢体麻木疼痛、麻木疼痛的程度,有无肢体活动受限、是否影响患者的生活质量,是否长时间伏案工作、外伤等。了解其对疾病相关知识的了解及治疗期望值。

【护理要点及措施】

1.术前护理要点及措施

(1)全面评估患者:包括健康史及相关因素、身体状况、生命体征及神志、精神状态、行为能力等。

(2)心理护理:因颈椎手术危险性大,患者因年老常合并内脏疾病,易出现焦虑或恐惧情绪,须做好心理疏导,解除其恐惧心理,并积极配合医生治疗患者原有内脏疾病,使其耐受手术。

(3)安全护理:患者因肌张力下降致四肢无力时,应防止烫伤、跌倒等机械性损伤,椎动脉型颈椎病应避免头部过快转动或屈伸,以防猝倒。

(4)饮食护理:指导患者多食富含维生素和果胶成分的易消化食物,以保证营养,预防便秘。劝患者戒烟,以防术后痰液排出困难致呼吸道梗阻。

(5)协助患者做好相关检查:如影像学、心电图、血液、尿便等检查。

(6)做好术前指导:备皮,备皮后洗澡、更衣,准备好术后需要的物品如尿垫、痰杯、吸管等,指导患者夜间睡前排便,如排便困难遵医嘱给予开塞露纳肛或灌肠。术前晚 21:00 以后禁食,0:00 后禁饮,术晨取下义齿、首饰等,贵重物品交由家属保管。

(7)术前训练

1)气管推移训练:对决定行前路手术的患者进行气管推移训练,持续的向非手术一侧推移。开始训练时,每日 3 次,每次持续 10～20min,

间隔 2～3h,以后逐渐加至每日 4 次,每次 30～60min,气管牵过中线,一般训练累计时间 600min 以上可适应手术。进行气管推移训练可使患者颈部组织适应性增强,使手术过程中血压、心率、呼吸、吞咽变化程度及出血量减少,不适感降低,从而使手术风险减少。但心肺功能严重障碍者禁用,年老体弱者慎用。

2)排泄训练:术前指导患者在床上排大小便,以防术后因平卧不习惯而至尿潴留、便秘。

3)床上翻身训练:患者术后需佩戴颈托保护颈部,告知其床上翻身的方法,减轻因紧张恐惧而卧床不动的状态,预防皮肤压伤。

2.术后护理要点及措施

(1)严密观察生命体征,做好特别护理记录。术后 24h 密切观察伤口敷料有无渗血,颈部有无血肿,有问题及时报告,避免因血肿压迫气管而窒息。

(2)引流管的护理:术后患者常规放置引流管,外接引流袋或负压引流装置进行持续引流,引流期间应保持引流通畅,避免因不畅而造成伤口内积血致局部肿胀、压力增高而压迫气管窒息。维持引流装置无菌状态,更换引流装置及换药应严格无菌操作。保持引流管、尿管、静脉输液管道的通畅,活动翻身时避免打折、扭曲、脱出等。

(3)引流液的观察:术后引流液的观察是重点、每日记录和观察引流液颜色、性质和量,如引流液颜色呈淡粉色提示可能有脑脊液漏出,黏稠或呈块状提示凝血功能改变,短时间内引流出大量血性液体(一般大于 200ml/h),应警惕发生继发性大出血的可能,同时密切观察生命体征,发现异常及时报告医生。

(4)基础护理:患者麻醉清醒后,按时协助翻身,以保护患者皮肤,增加舒适感。卧床期间,协助保持床单位整洁,做好晨晚间护理,提供全面的护理服务。

(5)专科护理:患者返回病房时应保护颈部,勿使颈部旋转,轻搬轻放,减少搬动对内固定的影响;佩戴颈托制动,但佩戴颈托时松紧要适宜;翻身时保持颈部稳定,不能扭曲。患者术后会出现疼痛、恶心、呕吐、腹胀等不适,及时报告医生对症处理。

(6)根据手术方式决定卧床时限:颈椎内固定手术只要固定妥当,术后第 2 天可采取半坐卧位并逐渐下床;上颈椎手术如单纯的植骨融合术,需卧床 3 个月;下颈椎前路减压植骨术未给予内固定或内固定不牢时,必须卧床,尽可能减少颈部活动。

(7)心理护理:根据患者的不同社会背景、性格及不同手术类型,对每位患者提供个性化心理支持,使其增强战胜疾病的信心。

(8)潜在并发症的护理

1)水肿:多见于术后当日,24～48h 达到高峰,给予心电监护仪、脱水疗法、雾化吸入等治疗,备好气管切开包。

2)术后有植骨滑脱的可能:多见于不良体位,翻身不当,内固定不牢。

3)血肿压迫气管:常发生于术后 24h 内,观察生命体征,轻度呼吸困难者出现颈粗、血压下降、需手术探查;重度呼吸困难者需拆开缝线,放出积血或气管插管。

4)肢体感觉运动功能障碍:术后 24～48h 为血肿形成期,术后 48h 为血肿高峰期,故应每小时观察四肢感觉运动功能,当出现肢体麻木、肌力减弱时应立即报告医生给予脱水、营养神经等治疗,必要时行探查及血肿清除术。

5)原有内脏疾病的恶化及机体严重的应激反应:应严密观察患者的全身情况,尤其是血压、脉搏、呼吸及腹部情况,有无胸闷、心前区疼痛、头痛剧烈、神志模糊、一侧肢体无力等,以判断有无心绞痛、心肌梗死及脑血管意外的发生。

【健康教育】

1.出院前给予患者及家属详细介绍出院后有关注意事项,并将有关资料交给患者,告知出院后定期门诊复查(术后 4 周、3 个月、1 年),颈托佩戴时间常规为 1～3 个月,根据 X 线情况由医师决定康复治疗方案,何时去除颈托,进行有限活动等。

2.告知患者术后注意劳逸结合,预防劳损、寒冷、姿势不正确、外伤等发病因素,适当进行户外活动及轻度体育锻炼,戒烟戒酒。

3.告知患者避免大幅度转动颈部,如颈部疼痛或有异常情况应及时来院就诊。

4.保持心情舒畅和充足的睡眠,合理饮食,多食粗纤维、高营养的食物,增强机体抵抗力,每晚持续睡眠应达 6～8h。

第十章　常见疾病的康复护理

第一节　四肢骨折患者的康复护理

一、概述

骨的连续性和完整性被破坏称为骨折,骨前后发生分离也属骨折。骨折的原因很多,可由直接暴力、间接暴力引起,也可由肌肉的牵力或骨骼本身的病变所致。骨折治疗的三大原则为复位、固定及功能锻炼。但因损伤时常伴有肌肉、肌腱、韧带、血管、神经、关节囊、滑膜囊滑膜、皮肤等软组织的损伤,又因关节周围及关节囊内的粘连、肌腱挛缩、骨化性肌炎、创伤性关节炎而遗留有肿胀等,故骨折是引起疼痛及功能障碍、肢体残疾的一个重要原因。早期康复在促进骨折愈合,减轻和消除并发症起着重要的作用。

(一)病因

从骨科创伤的原因来看,首要原因是交通事故,占 45.0%;其次为摔倒或滑倒,占 29.5%;其后为建筑物上跌下,占 7.1%。骨质疏松等疾病也常引起骨折。

(二)流行病学

骨折在日常生活、工作中较常发生。随着交通事故,工伤事故的增加,骨折的发生率有增高的趋势,预防骨折的发生极为重要。在交通伤所致骨折方面,以中青年男性为主,机动车是造成人员伤亡的主要原因。每年的1～2月和7～10月是交通伤发生的高峰阶段。但70岁以上老年人(以女性居多)骨科创伤主要是跌倒,主要危险因素是居住条件欠佳(室内灯光昏暗、楼梯狭窄)、老年人独居等。

(三)分类

1.根据骨折稳定性　可分为稳定性骨折和不稳定性骨折。

2.根据骨折断端是否与体外相通　可分为开放性骨折和闭合性骨折。

3.根据导致骨折原因　可分为外伤性骨折和病理性骨折,例如骨肿瘤导致的骨折为病理性骨折。

二、临床表现

(一)局部疼痛、肿胀

骨折时骨组织或周围软组织血管破裂出血出现局部肿胀,有些还会出现瘀斑。

(二)畸形及功能障碍

骨折远端由于失去正常的骨连续性在重力和肌肉牵拉作用下,可出现旋转畸形和成角畸形,如两断端重叠移位可出现短缩。骨折后由于疼痛,肌肉痉挛,骨的连续性破坏失去应有的杠杆作用,特别是合并神经损伤时,会丧失运动功能。

(三)全身症状

严重骨折及骨折合并组织,器官损伤时会出现一些全身表现,如休克、急性呼吸衰竭等。

（四）骨折的愈合时间和标准

骨折的愈合时间和标准见表 10-1。

表 10-1　成人常见骨折临床愈合时间

上肢	时间	下肢	时间
锁骨骨折	1~2 个月	股骨颈骨折	3~6 个月
肱骨外髁颈骨折	1~1.5 个月	股骨粗隆间骨折	2~3 个月
肱骨干骨折	1~2 个月	股骨干骨折	3~3.5 个月
肱骨髁上骨折	1~1.5 个月	胫腓骨骨折	2.5~3 个月
尺桡骨骨折	1~3 个月	踝部骨折	1.5~2.5 个月
桡骨下端骨折	1~1.5 个月	距骨骨折	1~1.5 个月
掌指骨骨折	3~4 周		

三、主要功能障碍

（一）关节活动受限

骨折后关节发生粘连乃至僵硬的原因是多方面的，但其最主要的原因则是由于肢体制动，肌肉萎缩。大多数骨折，如处理或康复不当都会造成不同程度的功能障碍。

（二）日常生活活动能力受限

由于骨折部位的不同，造成关节的粘连、僵硬均能不同程度的影响日常生活能力，如头颅、颜面、上肢、手可影响进食、洗漱、沐浴、交流等。如下肢可影响步行、转移、如厕等功能。

（三）心理及社交受限

由于骨折的部位、严重的程度、骨折预后情况、经济状况等，可导致患者心理发生变化，产生焦虑、抑郁等，沉默寡言，性格孤僻。

四、康复评定

(一)X线摄片

确诊骨折部位、形态、骨折程度、分类。

(二)心理评定

评估患者和家属的心理情况,有无焦虑、恐惧家庭经济及社会关系,对疾病知识的掌握程度以及对康复的期望值等。

(三)专科评定

观察患者局部情况,石膏固定末端皮肤颜色有无苍白、发绀,皮温有无降低,肢体有无疼痛、肿胀,表浅动脉(如足背动脉、桡动脉、指间动脉)能否扪及,肌肉有无萎缩。测量关节活动度、MMT,ADL的评定。

五、康复治疗

骨折的康复治疗贯穿于骨折治疗的全过程,康复治疗的原则必须是:①运动治疗一定是在骨折复位及固定牢靠后进行。②具体措施应根据骨折愈合的过程来判别,并及时调整。③骨折的康复治疗要因人而异,并与手术医生密切合作,熟悉手术过程及内固定物的性质及应用。

骨折的愈合可分为6期:即撞击期,诱导期,炎症期,软骨痂期,硬骨痂期及重建期。根据骨折的过程,康复治疗可分为早期和后期两个阶段:

(一)早期——骨折固定期

骨折的治疗有:手法复位、手术复位、手术置内固定复位等。术后均需石膏、夹板固定。

1.被动运动 当肢体不能随意活动时,可进行按摩和关节的被动活动。按摩损伤部位较远的肢体,以助消肿和缓解肌肉痉挛,为主动活动做准备。活动肢体要充分放松,置于舒适的自然体位,并固定近端关节以免产生替代动作。

2.**主动运动**　一般在固定后 3 天开始,活动由患者自主完成,是功能训练的主要方式,既有增强和恢复肌力的作用,也可防止关节僵硬。

3.**患肢抬高**　能有效消除水肿,减轻疼痛。

4.**物理因子治疗**　直流电、超声波、低中频均能改善血液循环,消炎,消肿,减轻疼痛。

(二)后期——骨折愈合期

1.**恢复 ROM**　主动运动,助力和被动运动,关节松动术。

2.**恢复肌力**　可采用水疗,助力运动(砂袋,哑铃),弹性训练带。

3.**物理治疗**　蜡疗,中频电疗,超声波等。

4.**恢复 ADL 能力及工作能力**　可采用作业疗法和职业训练。

(三)常见部位骨折的康复训练

1.**肱骨外科颈骨折**　对无移位的骨折,一般采用三角巾将上肢悬吊胸前,当天即应做腕与手指的主动运动。第 3～4 天起,于站立位将上体前屈及稍向患侧侧屈,肩部放松,利用重力的作用使肩关节自然的前屈及外展,同时做肩部摆动练习;在悬吊带内做肘关节的主动屈伸及前臂旋转练习,做腕关节与手指的抗阻练习。第 5～6 天,增加站立位的肩关节内收/外展摆动练习,和肘关节的屈伸抗阻练习。有移位的骨折复位外固定或手术内固定,同样可以按上述康复方案进行肢体功能训练。3～4 周后,肩关节可进行各个方向活动度和肌力的练习。但须注意,外展型骨折禁止过早地做肩部的外展练习,内收型骨折禁止过早地做肩部的内收练习。

2.**肘部骨折**　经临床处理后,当天即开始手指的主动练习,如握拳、伸拳、对指对掌活动,第 2～3 天开始肩与腕的主动运动或助力运动,即腕屈伸及肩部前后左右摆动练习,外固定解除后,主动作肘关节屈伸练习,伸直型骨折主要练习屈肘位的肌肉等张收缩,屈曲型骨折主要练习伸肘位的肌肉等张收缩,禁止暴力被动屈伸活动,以免发生骨化性肌炎。

3.Colles骨折　经复位固定后,尽量抬高患肢,尽早进行手部肌肉有节奏的收缩放松运动,促进静脉和淋巴回流,减轻肿胀。Colles骨折多发生在中老年人,应鼓励患者进行患侧肩、肘关节活动范围训练,以避免继发肩关节周围炎。

4.股骨颈骨折　在骨折后一个月以内,以下肢肌肉收缩训练为主。

(1)第一周即开始做趾与踝的主动练习,股四头肌和臀大肌的等长收缩,助力的髋关节内收、外展训练,仰卧位,屈髋、屈膝位的伸腿训练。

(2)第二周开始鼓励患者尽量独立练习,并给予适当的协助,在卧位和站立位,进行直腿抬高练习,如患者可持续负重,可进行重心转移训练。

(3)第三周可增加俯卧位的上肢支撑起上肢和双臂,主要增加躯干和髋部的力量,还可以做主动伸屈练习,不宜床上盘坐或坐位时低于90°,以免髋关节外展外旋,造成骨折端移位。

(4)恢复期两个月增加髋关节各组肌群主动与抗阻练习,增加扶杆站立,做双下肢踏步运动或平行杠内步行,双腋拐做三点式步行练习,患肢稍负重,之后改健侧持单手拐,进一步提高下肢负重能力,直至弃拐。

5.髌骨骨折　骨折处理后,2～3天可鼓励患者进行股四头肌收缩练习,以减少股四头肌萎缩及深层组织粘连。同时开始髋、踝关节的主动练习;15天左右增加屈膝肌等长收缩练习;用石膏托的患者可在一个月左右取下石膏托,做髌骨周围肌肉的被动运动或上下左右推动髌骨,2～3次,患者主动屈伸膝关节,以后逐渐开始使用双腋拐,进行四点步行练习;五周时改用健侧单拐;六周改用手杖,直至徒步行走、上下楼梯、下蹲、单腿负重等练习。

6.踝部骨折　取平卧或健侧卧位,垫软枕抬高患足,高过心脏。双踝骨折患者从固定第二周起,可加大主动活动范围,但应禁止做旋转及内外翻运动,三周后可让患者柱双拐负重活动;四到五周后解除固定,改为单拐,逐渐增加负重量。骨折临床愈合后,患者应进行患肢负重下各种功能活动,包括小腿关节的内外翻运动和旋转运动以尽快恢复小腿功能。对健侧肢体与躯干应尽可能的维持其正常活动,可能时,尽早下床。必须卧床者,尤其是老年体弱者,应每日做床上保健操,以改善全身情况,防止并发症的发生。

六、康复护理

(一)严密观察病情

测量生命体征,观察石膏固定肢体末端循环、皮肤颜色、温度、感觉等,局部疼痛与肿胀程度,表浅动脉能否扪及。

(二)疼痛与肿胀的护理

首先抬高患肢,有助于肿胀消退,患肢抬高必须远端高于近端,近端高于心脏,鼓励患者积极进行主动运动,即肌肉等长收缩(不产生关节活动,肌肉长度不变,而张力发生改变),目的在于促进局部血液循环,有助于静脉和淋巴回流。

(三)骨折功能训练指导

1.指导要点

(1)骨折肢体运动一定要在骨折复位及固定牢靠后进行。

(2)遵循个性化原则,因人而异,选择合适的活动方式。在医生的指导下,全面掌握患者情况,避免盲目活动。

(3)功能锻炼要依据骨折愈合的过程来制订,并适时调整。

(4)关节内骨折,常遗留严重的关节功能障碍,为减轻障碍程度,在固定2~3周后,如病情允许应每日短时取下固定装置,在保护下进行关节不负重的主动运动。运动后继续位置固定。这样可以促进关节软骨的修复。

2.康复辅助器具的使用和保养　骨折中期,部分患者仍须借助轮椅、拐杖、支具、压力用品等代偿功能完成 ADL 和消除各种并发症,康复护士应认真指导辅助器具的使用注意事项和保养方法。

(四)心理康复护理

由于骨折一般常常是突然发生,患者易出现紧张,焦虑,烦躁等心理反应,不良情绪对康复护理的实施和治疗效果有直接关系。特别是损伤较严重的患者情绪会低落,失去生活的信心,护理人员应多与患者交流,了解患者的心理状况和情绪变化及时进行心理疏导,鼓励患者积极治疗,使其树立信心,早日康复。

(五)日常生活能力(ADL)的训练

由于卧床休息和制动、关节活动受限及肌力下降,均使患者日常生活和工作受到影响。因此,患者在住院或康复治疗期间的不同阶段均要进行日常生活能力的指导和训练,如正确的患肢和体位的摆放、翻身、转移、步态、手的功能训练及穿衣、梳洗、如厕等。

(六)饮食指导

指导患者进食含钙量高的食物,补充维生素 D。

第二节　髋关节置换术后的康复护理

一、概述

人工全髋关节置换(THR)是解除髋关节疾病患者的病痛、纠正畸形、恢复功能的一种行之有效的方法。人工髋关节置换术是用生物相容性与机械性能良好的材料制成的一种类似于人体骨关节的假体,来置换严重受损的髋关节的一种手术,是目前治疗髋关节疾患的有效手术方法之一,但人工髋关节置换术是一个较大的、技术要求较高的手术,置入的人工关节有其本身的使用寿命和术后容易发生的一些合并症。因此,此手术要严格掌握适应证,并不是适应所有髋关节疾患,更不能把此术看作是一种万能的手术方法。

人工髋关节置换的类型有股骨头置换术、人工全髋关节置换术、全髋关节翻修术和髋关节表面置换术等。置换的材料包括金属材料(钛、钛合金等)、高分子材料[超高分子聚乙烯(臼杯)和甲基丙烯酸甲酯(骨水泥)]和陶瓷材料。固定方式有骨水泥型和非骨水泥型(生物型)。其目的是切除病灶、消除疼痛、恢复关节的活动功能。

适应证:适用于因髋关节病变引起的关节疼痛、强直、畸形、严重功能受损,影响日常生活和工作,经其他治疗无效、复发或不适于其他方法治疗的患者。

禁忌证:有严重心、肝、肺、肾病和糖尿病不能承受手术者;髋关节化脓性感染,有活动性感染存在及合并窦道者;儿童一般禁作此术,年轻或 80 岁以上者要慎重考虑;因其他疾病估计置换术后患者也不可以下地行走者。

人工髋关节置换术患者的康复不仅与疾病本身有关,还与患者的全身状况、手术中的技术操作及患者的精神状态有密切的关系,术后的关节功能锻炼对功能恢复极为重要,术后功能锻炼指导及健康教育是保证手术治疗成功的重要因素。

二、临床表现

(一)全身性反应

由于关节置换手术损伤较大,可引起不同程度的全身性反应,影响人体各个系统,包括中枢神经系统、呼吸、血液、消化、内分泌及肌肉骨骼系统等,这些反应一般可通过"内环境调整"而逐步恢复。

(二)局部症状

1.疼痛。

2.长期制动会导致肌肉萎缩、骨质脱钙、关节僵硬、肌力减退,同时由于局部血流缓慢,静脉壁损伤和血液高凝状态,易引起深静脉血栓形成。

3.当患者开始下肢负重和行走时,会出现下肢水肿,其原因除少数系手术后并发静脉血栓形成外,多数系因整个下肢肌肉的失用性及反应性萎缩,使血管张力降低,下肢静脉回流缓慢,导致静脉压高,淋巴液淤滞。

4.常见并发症:血栓形成及栓塞、术后感染、假体下沉、假体松动、柄断裂、异位骨化、假体脱位、术后髋关节疼痛等。

三、主要功能障碍

1.肢体运动功能障碍　早期术后局部疼痛、肿胀,术后要求对肢体活动的限制,肢体对植入假体尚未适应等,都使肢体的活动受到影响;中后期锻炼不当,合并症的发生等,也会影响肢体的运动功能。

2.ADL 能力障碍　更衣、如厕、转移、行走等功能不同程度受限。

3.心理功能障碍　主要表现为心理承受力差,对假体的疑虑、不安、缺乏信心等。

四、康复评定

1.一般情况

(1)原发疾病的情况,如原发疾病的病程、诊疗经过、效果等。

(2)患者的精神心理状况、对疾病及生活的态度、经济能力及社会背景。

（3）全身状况：包括心肺肝肾的功能、营养状况、水和电解质平衡状况，是否有其他系统疾病如高血压、糖尿病等。

2.影像学检查　常规 X 线平片检查与术后复查非常重要，可了解骨关节病变的性质、范围和程度，确定治疗方案；判断疗效，如关节假体的位置、关节角度、假体有无松动等。MRI 用于早期诊断股骨头缺血坏死、膝关节病变等骨关节病。

3.关节功能评定　关节置换术后关节功能评定的方法很多，髋关节置换术较普遍被接受的评定标准是 Charnley 标准。

4.其他方面　包括疼痛的评定、关节活动度评定、肌力及耐力评定、步态及步行能力的评定、日常生活活动能力的评定等。

五、康复治疗

康复治疗的目的：尽可能减少术后并发症的发生；训练和加强关节周围的肌群，重建关节的稳定性，改善置换后关节活动范围，保证重建关节的良好功能；加强对置换关节的保护，延长关节的使用寿命；改善和纠正患者因长期疾病所造成的不正常步态和姿势，恢复日常生活自理能力，提高患者术后生活质量。

康复训练应遵循个性化、渐进性和全面性三大原则。

（一）术前准备

行人工关节手术的患者绝大多数为高龄患者且平时活动较少，常伴有高血压、糖尿病、冠心病及脑血管性疾病等老年病、全身性疾病，术前需要在内科医师的配合下，将患者机体功能调节到最佳状态，有利于手术的顺利完成和术后关节功能的恢复。

1.功能训练指导　一方面能为患者接受手术做好体能上的指导，另一方面为术后康复训练做准备，包括：

（1）训练引体向上的动作，平卧或半卧，患肢外展中立，健侧下肢屈膝支撑于床面，双手拉住吊环，使身体整个抬高，臀部离床，停顿 5～10秒后放下。

（2）肌力训练：由于多年的疼痛，患者活动减少，肌肉力量可能已经减弱，术前应进行简单的肌力训练，特别应加强髋外展肌、股四头肌等肌肉的力量，同时也应加强健侧下肢力量及双上肢力量，以便在术后使用拐杖及助行器行走。

下肢肌锻炼方法：

1）等长收缩训练（踝泵）：踝关节背屈，绷紧腿部肌肉 10 秒后放松，再绷紧、放松。

2）等张收缩训练：做直腿抬高、小范围的屈髋屈膝活动，小腿下垂床边的踢腿练习，直腿抬高时要求足跟离床 20cm，空中停顿 5～10 秒后放松。

（3）关节活动训练，指导其健肢、患足的足趾及踝关节充分活动，患肢屈膝屈髋时，髋关节屈曲度小于 45°，并避免患髋内收、内旋。

2.指导正确使用拐杖　准备合适的双杖，使拐杖的高度及中部把手与患者的身高、臂长相适宜，拐杖的底端配橡胶装置（防滑），拐杖的顶端用软垫包裹（减少对腋窝的直接压力）。对术前能行走者训练其掌握使用方法，练习利用双拐和健腿的支撑站立，以及在患肢不负重状态下行走。

（二）术后康复训练

康复训练是全髋关节置换术后的十分重要的环节和主要的治疗内容，它可以使治疗取得满意的疗效。单纯的治疗和一般性的活动是远远不够的，患者应该接受专业的康复训练和步态训练，以改善和纠正长期疾病所造成的不正常步态和姿势。应当强调，术后康复训练一定要个性化，根据患者的年龄、身体状况以及术式、假体材料及固定方式等具体情况安排训练内容及受力程度。

1.术后第 1 天

（1）在给予患者有效的止疼处理后，可帮助其患肢被动运动，如腿部肌肉的按摩，踝关节和膝关节的被动伸屈训练。

（2）在医护人员帮助下做患髋在安全范围内（一般在 45°范围内）的被动屈伸活动 3～4 次，以刺激手术区的新陈代谢。活动时治疗师应托住患肢以减轻髋部的压力负荷。

（3）进行健侧下肢各关节的主动活动和肌力练习，上身和臀部做引体向上运动。

（4）患侧腿部包括腓肠肌、股四头肌、股二头肌、臀大肌等肌肉可进行少量的等长收缩练习。

1）腓肠肌训练：先让患者把足踝用力跖屈（脚趾向前伸直，脚跟向后拉），然后足踝呈背屈位（脚趾向后拉，把脚跟向前推），注意保持膝关节伸直。

2）股四头肌训练：让患者大腿股四头肌收紧，膝部下压，膝关节保持伸直 5 秒钟，再放松 5 秒。

3）股二头肌训练：患者下肢呈中立位，足后跟往下压，膝关节不能弯曲，保持 5 秒，放松 5 秒。

4）臀大肌练习：臀部收紧 5 秒，放松 5 秒。

以上每组动作，在康复治疗师指导下，由患者在平卧位情况下独立完成这些练习，每组动作完成 10 次。训练时，治疗师可将手放在患肢运动收缩的肌肉上，以观察患者的运动效果，并向患者交代日常练习程序。

2.术后第 2 天

（1）加强患侧腿部的等长收缩练习，增加患侧踝关节主动屈伸活动或抗阻活动，增加健侧的主动活动量。注意活动量由小到大，活动时间由短到长，所有的床上活动均在患肢外展中立位状态下进行。

（2）关节持续被动活动（CPM）练习：拔除负压引流管，将患肢置于膝关节练习器上开始髋、膝关节的被动活动。根据患者的实际情况确定关节开始活动的范围，一般调节从膝关节的最大活动范围 40°开始，此时髋关节的活动度约为 25°～45°，以后每天增加 5°～10°，每日可训练 3～4 小时，至术后 1 周左右，膝关节练习器最大活动角度达 90°以上，此时髋关节的被动活动范围已达到 85°。一周后由于膝关节练习器已难以达到髋关节活动所要求的范围，即可去掉膝关节练习器。

3.术后第 3 天

（1）患侧髋关节在伸直位下，有医护人员协助进行小范围的内收和外展练习，并可逐步进行抗阻内收和外展方向等长肌力练习，即在股骨内侧和外侧给予阻力，让患者主动内收和外展患肢。

（2）由治疗师扶住患肢，协助患者进行患侧髋关节的内、外旋活动练习。

（3）有条件的开始站立斜床练习，每天 1～2 次，每次 20～30 分钟，逐渐增加斜床角度及站立时间。

4.术后 4～6 天 术后第 4 天，患者可以在治疗师的协助下第一次在床边坐起。

5.术后第 5 天 骨水泥固定患肢的患者可开始离床练习，非骨水泥固定患肢的患者应延长离床时间。

（1）在医护人员协助下进行下床、上床练习。下床方法：患者先移至健侧床边，健侧腿先离床并使脚着地，患肢外展，屈髋不超过 45°，由医护人员协助抬起上身使患腿离床并使脚着地，再拄双拐或扶助行器站起。上床方法：按下床相反方向进行，即患肢先上床。

（2）在平行杠内或使用助行器或拐杖的情况下练习站立和行走，站立时间及行走距离逐渐延长，须有医护人员在旁监护，假体的固定方式不同，患肢的负重时间也不一样。

1）假体完全采用骨水泥固定的患者可以完全负重，立即使用助行器和拐杖行走，至出院时可不借助任何器具，能够自行独立行走。

2)混合性固定(髋臼为非骨水泥固定而股骨假体为骨水泥固定)的患者,患肢从部分负重开始,最多为20kg,这可以通过测量进行检查,在3周内逐渐增加负重量,最后过渡到使用拐杖行走,术后6周内患者需扶拐,以后可以不使用助行器,完全负重行走。

3)完全非骨水泥固定的患者一般需在6周以后才开始部分负重,因为过早负重将造成假体与骨间的相对活动,影响骨组织长入到假体表面,6个月以后达到完全负重。

(3)术后应测量下肢长度,对于两侧下肢绝对长度相等,术前有代偿性脊柱侧弯和骨盆倾斜的患者,应教会患者逐步学会正确的步态和姿势。任何程度的下肢长度差异最好通过鞋底的高度来调整,避免影响患者的步态和姿势。

6.术后7天　在拐杖或扶持下进行上、下楼梯练习和跑台慢速走练习(适用于骨水泥固定的患者),上楼时,患者健腿先上患腿后上拐杖随后或同时。下楼时拐杖先下患腿随后健腿最后。这样可以减少患髋负重屈曲。跑台步行可进一步改善步态、步速和步行距离,提高实用步行距离。

7.术后第2~4周　在强化第一周训练的基础上,着重患侧髋关节活动度、患肢肌力、患肢负重、步行及日常生活活动能力的训练。

(1)在卧、坐、站等多方面进行患侧髋关节的活动度训练,在保证安全角度情况下,尽量加大关节的活动范围。

(2)患肢各大肌群在合理体位下抗阻练习,逐渐增加阻力。

(3)踏车练习,开始时坐垫调高些,能骑满圈后,再逐渐降低坐垫以增加髋关节屈曲度。身体前倾,可增加髋关节屈曲,双腿并拢或分开可使髋关节内、外旋。阻力、速度、时间也应根据患者情况进行调整,每次以15分钟为宜。

(4)其他训练,如平衡、协调训练。

(三)全髋翻修术后的康复训练

翻修术后的康复训练,除了治疗阶段要更长外与上述训练方法基本是一致的。需要加以注意的是卧床时间为 7～10 天,术后 3 周开始侧卧位,最初负重为 20kg,负重量的增加要根据翻修假体的固定方式和手术中的具体情况(如是否劈开股骨等)来定。

六、康复护理

(一)术前指导

充分的术前准备,可加速患者术后的恢复过程。术前准备包括心理上、全身状况和局部条件等多方面的准备。

1.心理上让患者了解自己的病情、手术的目的、方法、术中配合要点,术中和术后可能遇到的各种问题及康复训练程序等,帮助其减轻术前焦虑紧张情绪,增强战胜疾病的信心。

2.指导呼吸体操并掌握排痰技巧:指导患者卧位下深呼吸训练,并掌握床上咳嗽排痰技巧,以便术后能保持良好的呼吸功能,防止肺部感染。

3.床上体位指导:向患者说明术后为防假体脱位应采取的正确床上体位:平卧或半卧位,但患髋屈曲应小于 45°,不可侧卧,患肢外展 20°～30°并保持中立,两腿间放置外展架或厚枕,准备合适的丁字鞋或其他防旋支具。

4.床上排便训练:目的是防止术后因体位不习惯而致尿潴留及便秘。在放置便盆、臀部抬高时注意避免患肢的外旋及内收动作。女性患者可使用特制的女式尿壶以避免过多使用便盆,增加髋部运动。

5.均衡营养饮食,保持合理体重:肥胖是影响术后恢复的危险因素之一,减肥有利于术后关节功能的恢复,同时又可减少对人工关节的压力,减少松动等远期并发症的发生;相反身体过于消瘦,也不利于术后伤口的愈合和体力的恢复。

(二)术后康复护理及训练

1.术后第 1～3 天

(1)床上合适体位,术后第一天必须保持外展中立位,每 2 小时帮助患者抬臀一次,以防压疮,手术当天避免过多活动,避免患髋内收,防假体脱位及伤口出血。

(2)定时进行深呼吸、有效咳嗽和排痰,必要时给予叩背。

2.术后 4～5 天　协助患者在床边坐起,应避免髋关节屈曲超过 90°,这会增加脱位的危险。除非有心血管疾病的禁忌或髋关节活动受限,患者可以在病房护士协助下坐在床边。因为患者在术后一直用泡沫塑料夹板固定以防止外旋,因此患者会要求将患肢放在不同的位置上。值得注意的是:患者第一次在床边坐起时,保持患肢外展是非常重要的。

3.术后 6～7 天

(1)卧-坐-立转移训练,需坐高椅,保证髋关节高于膝关节;用加高的坐便器如厕,或在辅助下身体后倾患腿前伸如厕;要保持座椅牢固,最好有扶手,可适当加垫以增加高度;不要交叉两腿及踝,不要向前弯身超过 90°,要学会坐起时身向后靠和腿向前伸;术后 2 周内不要弯身捡地上的东西;不要突然转身或伸手去取身后的东西。

(2)在医护人员帮助下进行床上翻身练习,协助者一手托臀部一手托膝部,将患肢和身体同时转为侧卧,并在两腿间垫上夹枕,严禁患肢内收内旋。

4.术后第 2～4 周　ADL 训练,鼓励患者在床上进行力所能及的自理活动,如洗脸、梳头、更衣、进食等,能扶拐行走后进行进一步的日常生活活动能力训练。指导患者正确日常生活活动,如更衣(穿裤时先患侧后健侧)、穿袜(伸髋屈膝进行)、穿鞋(穿无需系鞋带的鞋)。指导患者借助一些辅助设备独立完成日常的穿脱衣裤鞋袜、洗澡、移动、取物等活动,尽量减少患者髋关节的屈曲度。常用辅助设备有助行器、拐杖、套袜器、穿鞋辅助器、持物器、洗澡用长柄海绵器等。必要时进行适当的环境改造,如加高床、椅、坐厕的高度,使用有扶手的座椅等。注意不可将患肢架在健侧下肢上或盘腿。

5.合并症的预防与护理

(1)深静脉血栓形成

1)术后密切观察肢体温度、颜色、肿胀程度、静脉充盈情况及感觉,可与健侧肢体对比。如肢体远端有凹陷性水肿,皮肤发紫伴浅静脉充盈及活动受限,提示有深静脉血栓形成,应及时处理。

2)预防性用药:术后第二天开始选用低分子量肝素、肠溶阿司匹林、华法林、双嘧达莫等,以促进血肿的吸收,减少异位骨化。低分子量肝素要求最好用到术后3周。

3)术后抬高患肢,加压包扎,穿弹力长袜、压力套,下肢和足底静脉气泵的使用。

4)术后早期活动,股四头肌静态收缩、直腿抬高及踝关节主动背屈和跖屈运动、踝泵性运动。

5)早期关节持续被动运动。

(2)术后感染

1)严格无菌操作。

2)抗生素的合理使用:强调术前和术后各用抗生素一次,术后根据情况一般用3～5天。

3)保持敷料清洁、干燥,若有污染及时更换,严密观察体温及伤口疼痛情况。

4)保持伤口引流有效,引流管妥善固定,保持引流通畅和负压状态。

(3)假体松动、脱位

1)合理摆放体位,术后患足放在抬高的泡沫橡胶夹板内,保持20°～30°的外展、中立位,并且于术后3周内绝对避免患髋屈曲、内收和内旋的复合动作,尤其患肢位置,应避免髋关节屈曲超过90°。

2)科学训练,受力合适,避免运动量过大或过早负重,辅助器的合理使用。

3)控制体重,预防骨质疏松,适当使用预防骨质疏松药物。

4)严格限制禁忌动作。

(三)康复健康教育

1.饮食:患者麻醉清醒后6小时即给予流质,术后第一天给予普食,宜选用高蛋白、高钙、高维生素饮食,并补充足够水分。

2.指导患者了解什么动作是可以做的,什么是不能做的,并尽量做到。

3.避免搬重物、跳跃及其他剧烈运动或重体力劳动。

4.控制体重,防治骨质疏松,防止跌倒。

5.避免长时间站立或行走,需长距离行走时最好使用手杖,中途适当休息,避免走崎岖或过于光滑的道路。

参 考 文 献

1.皮红英.内科疾病护理指南.北京:人民军医出版社,2016

2.罗健.消化内科临床护理思维与实践.北京:人民卫生出版社,2013

3.兰华,陈炼红,刘玲贞.护理学基础.北京:科学出版社,2017

4.唐前.内科护理.重庆:重庆大学出版社,2016

5.张晓念,肖云武.内科护理.上海:第二军医大学出版社,2015

6.毛红云,李红波.临床常见疾病的护理常规与健康教育.湖北:华中科技大学出版社,2017

7.姚美英.常见病护理指要.北京:人民军医出版社,2015

8.高大莲,胡慧.内科护理学.武汉:武汉大学出版社,2013

9.刘伟先.常见消化道肿瘤的内科治疗.吉林:吉林科学技术出版社,2012

10.王静.基础护理技术.上海:复旦大学出版社,2011

11.倪洪波,罗文俊.外科护理.湖北:湖北科学技术出版社,2010

12.谢庆环.外科常见病护理与风险防范.北京:科学技术文献出版社,2010

13.梁英梅,王慰,张德瑞.临床常见病诊疗与护理.北京:军事医学科学出版社,2011

14.陈佳萍,吴佳玲.上消化道出血的常见病因分析及护理体会.海军医学杂志,2008,(02):161-162

15.任士玫.内科几种常见病的特殊观察及护理.中国现代药物应用,2010,4(11):179-180